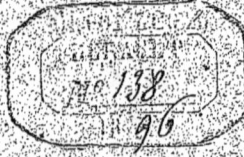

DES

TUMEURS DE LA TUNIQUE VAGINALE

PAR

Auguste CHALLIÈS

DOCTEUR EN MÉDECINE

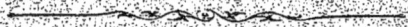

~~~

MONTPELLIER

TYPOGRAPHIE ET LITHOGRAPHIE CHARLES BOEHM

Éditeur du Nouveau Montpellier Médical

—

1896

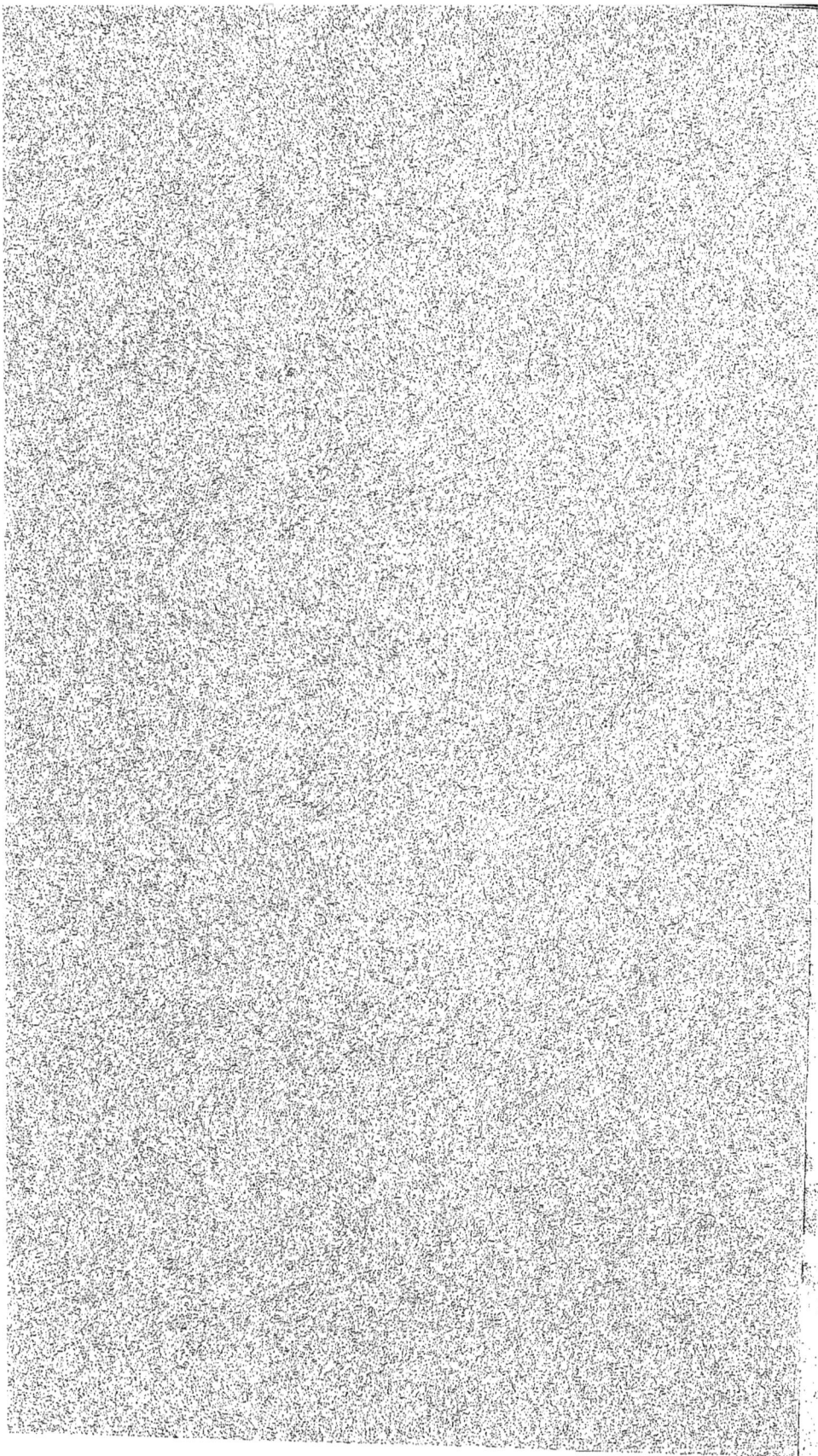

DES

TUMEURS DE LA TUNIQUE VAGINALE

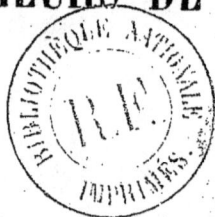

PAR

Auguste CHALLIÈS

DOCTEUR EN MÉDECINE.

———⁂———

MONTPELLIER

TYPOGRAPHIE ET LITHOGRAPHIE CHARLES BOEHM

Éditeur du Nouveau Montpellier Médical

—

1896

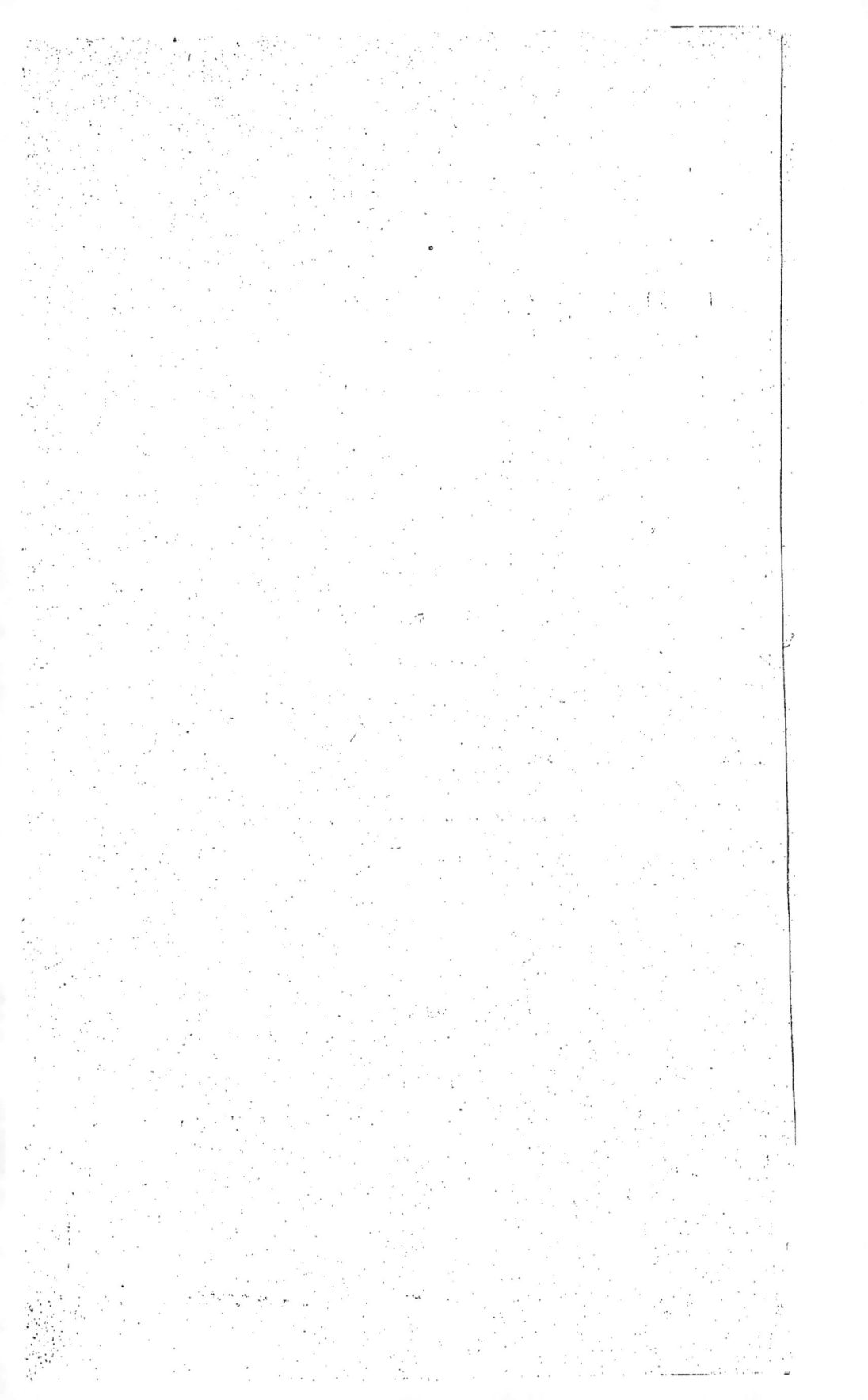

A LA MÉMOIRE DE MON PÈRE

A MA MÈRE ET A MA GRAND'MÈRE CHÉRIES

A. CHALLIÈS

A MON PRÉSIDENT DE THÈSE

Monsieur le Professeur TÉDENAT

A MES MAÎTRES

A. CHALLIÈS.

INTRODUCTION

Les tumeurs de la tunique vaginale, c'est-à-dire les productions contenues dans la cavité de cette séreuse ou en connexion étroite avec ses parois, sont rares et ont été peu étudiées jusqu'ici. Nous en avons fait le sujet de notre thèse, sur le conseil de notre maître M. le professeur Tédenat, qui a bien voulu nous confier deux observations très intéressantes de fibromes de la vaginale qu'il a extirpés dans son service.

Nous nous sommes efforcé de réunir les observations authentiques publiées sur ce sujet, nous les avons groupées par séries de même nature, et chaque série forme un chapitre de notre travail.

Les séreuses, par leur tissu fibreux, leurs vaisseaux sanguins et lymphatiques, peuvent donner naissance à toutes les tumeurs d'origine conjonctive. Ceci nous explique comment des lipomes, des fibromes et des sarcomes ont pu se développer dans la tunique vaginale. Mais le revêtement endothélial des séreuses, bien que dérivant du mésoderme, produit des endothéliomes en tous points comparables aux épithéliomes développés sur les organes dérivés de l'endoderme. Nous en verrons une preuve nouvelle dans un épithéliome de la vaginale. Cette tumeur a été constatée par M. Reclus, M. Pilliet en a pratiqué l'examen microscopique et

M. C. Nicolopoulo en a fait le sujet de sa thèse ; sa valeur scientifique est donc bien établie.

Qu'il nous soit permis, en ce moment, de témoigner notre reconnaissance à tous nos maîtres de la Faculté de Médecine.

Que M. le professeur Granel, en particulier, nous permette de lui offrir l'expression de notre profonde reconnaissance. Dès nos débuts, il nous a appris à attacher dans les sciences la plus grande importance aux applications cliniques. Nous avons trouvé en lui, durant tout le cours de nos études, un guide sûr, un soutien précieux, nous le remercions de l'aimable affection qu'il a eue pour nous.

Nous remercions M. le professeur Tédenat, qui nous a initié à la chirurgie et nous l'a fait aimer. Dans ses causeries cliniques pleines d'humour, nous avons fait, sans effort, en nous jouant pour ainsi dire, provision d'idées claires qui nous ont donné l'intelligence des questions les plus difficiles. Il nous a témoigné beaucoup de bienveillance en nous dirigeant dans la préparation de ce travail. C'est un grand honneur qu'il nous fait en acceptant la présidence de notre thèse.

Nous devons beaucoup à M. le professeur agrégé Galavielle, nous n'oublierons jamais qu'il nous a accordé son amitié, qu'il nous a prodigué ses encouragements ; nous nous sommes toujours félicité d'avoir suivi ses excellents conseils.

Nous ne saurions passer sous silence les Maîtres que nous avons eus pendant notre internat à Nice.

M. le professeur agrégé Balestre et M. le Dr Bourdon, dans le service desquels nous avons passé plus d'un an, ont droit à nos remerciements pour la sollicitude avec laquelle il nous ont instruit au lit du malade et la sympathie qu'ils nous ont témoignée.

Nous avons eu l'honneur d'assister, dans ses délicates opéra-

tions, M. le professeur agrégé Moriez, chef du service d'ophtal-
mologie, nous devons beaucoup à ce maître, nous le prions de
recevoir notre gratitude pour l'intérêt qu'il a bien voulu nous
porter.

Nous remercions M. le Dr Figuiéra et M. le Dr Grinda, qui
nous ont toujours fait bon accueil, nous n'oublions pas les con-
naissances pratiques que nous avons puisées dans leur service de
chirurgie.

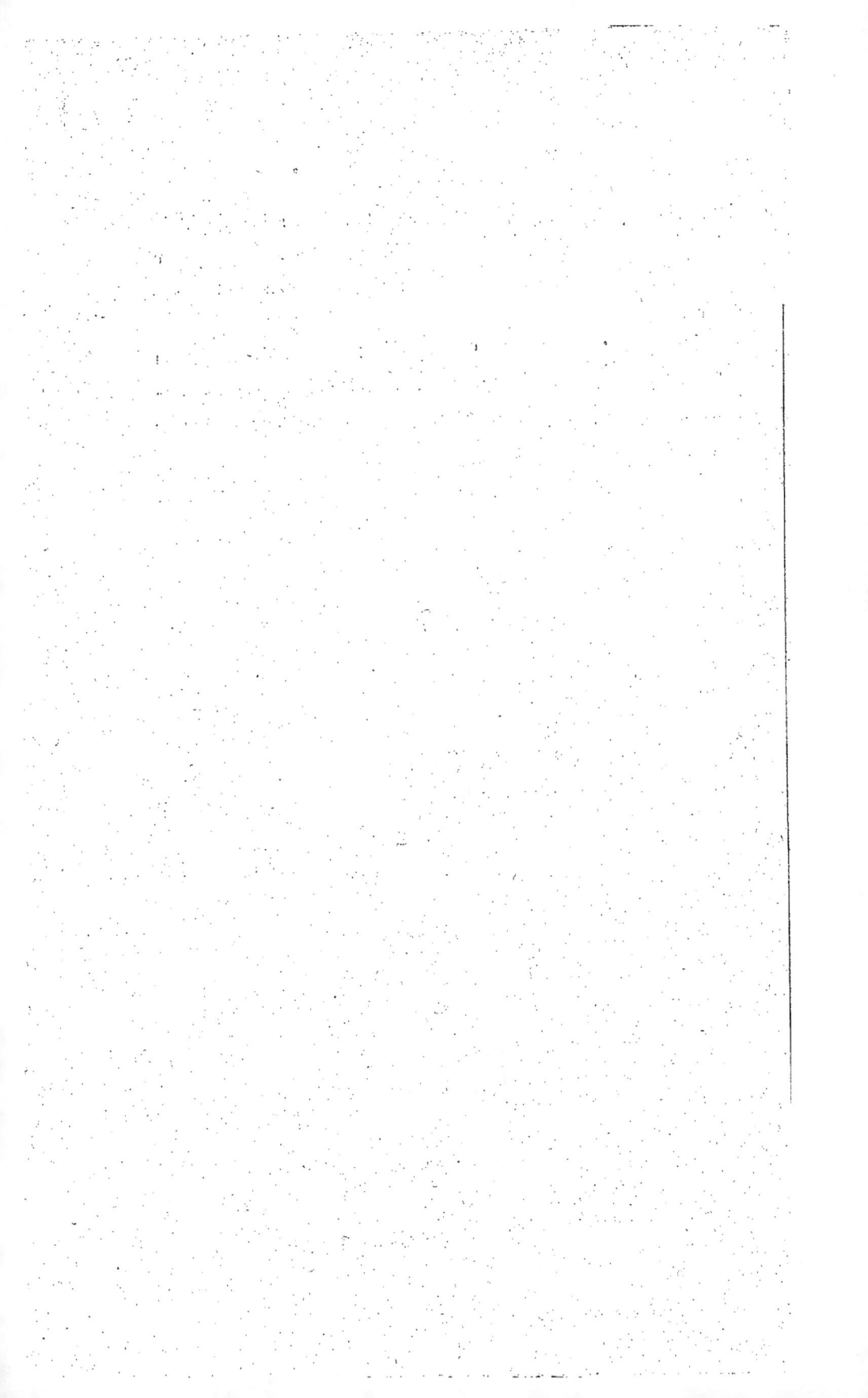

TUMEURS DE LA TUNIQUE VAGINALE

CHAPITRE PREMIER

Lipomes.

Les tumeurs décrites sous le nom de lipomes de la tunique vaginale sont très rares, et encore la plupart d'entre elles sont ou des lipomes du cordon descendus jusqu'au testicule, ou des lipomes du scrotum dont le développement a été suffisant pour englober la glande séminale. Un seul cas nous paraît authentique, son développement semble bien s'être fait dans la tunique vaginale ; nous le devons au Dr Park, en voici d'ailleurs la traduction.

Lipome du testicule, ou grande quantité de graisse accumulée dans la tunique vaginale ; par Rosswell Park, professeur de chirurgie à l'Université de Buffalo (*Annals of Surgery*. Saint-Louis, 1886, tom. III, pag. 365).

J. K..., âgé de 40 ans, me fut adressé par le Dr Conrad Diehl en septembre dernier 1885. Depuis 18 mois, le malade avait vu se produire, presque sans douleur, une augmentation de volume lente mais continuelle de son testicule droit. La tumeur avait acquis les dimensions d'une noix de coco et ne gênait que par son poids et son volume. La masse qui remplissait le scrotum était une tumeur solide mais molle, la pression ne réveillait de la douleur qu'au niveau du testicule droit situé à la partie supérieure. Au palper on sentait une fluctuation mal définie. Une ponction exploratrice montra qu'il n'y avait pas de liquide. L'état général du malade paraissait excellent, et on ne pouvait penser à une tumeur maligne. Les enveloppes scrotales étaient parfaitement mobiles à la surface de la tumeur. Un diagnostic exact ne fut pas porté, bien que l'on se doutât fortement de la nature graisseuse de la tumeur On conseilla une opération radicale, qui fut acceptée.

Le 4 octobre, le malade se rendit à l'hôpital général de Buffalo, où j'opérai, assisté du Dr Diehl et du personnel de la maison. Une incision franche découvrit la tunique vaginale, qui paraissait seulement distendue.

Un large débridement de celle-ci mit à jour une masse graisseuse, dense, lâchement adhérente à l'intérieur de la séreuse ; après avoir agrandi l'incision on amena facilement la tumeur au dehors. En séparant les lobes avec les doigts, je trouvai le testicule droit non seulement perdu dans la partie supérieure, mais intimement uni en apparence à la graisse par des trabécules de tissu conjonctifs et des vaisseaux sanguins. Le cordon traversait la tumeur sur une étendue de deux travers de doigt avant d'atteindre le testicule et lui était aussi uni par des vaisseaux sanguins. Ne voyant pas la raison d'être d'une telle quantité de graisse, j'explorai avec soin l'anneau inguinal externe pour chercher une hernie ancienne ou récente, mais je ne trouvai rien. L'anneau et le canal n'étaient pas plus larges que du côté sain.

En présence des tractus fibreux et des vaisseaux sanguins qui allaient en grand nombre du testicule à la tumeur, je décidai d'enlever le tout « en masse ». Je fis la castration suivant la méthode classique. Il n'y eut aucun accident. La tumeur enlevée pesait juste trois livres. La dissection ne me permit pas de découvrir autre chose que ce qui précède. Il me fut impossible de connaître le point de départ exact de cette masse adipeuse.

Cliniquement, je crois pouvoir me contenter du diagnostic de lipome du testicule ou mieux de lipome développé dans la cavité de la tunique vaginale.

Étant donné la rareté de cette lésion, Park fit de nombreuses recherches dans la littérature médicale, aidé dans cette tâche par le Dr S. Adams de Washington. A la suite, Parck accepte les cas rapportés par Kimball, Jobert et Deguise comme analogues au sien ; ils constituent tout ce qu'il a pu trouver, et ajoute-t-il « je puis par conséquent me flatter d'avoir publié le quatrième cas ».

Que faut-il penser de ces conclusions ?

Pas plus que Park lui-même, nous n'avons pu nous procurer le texte de l'observation du Dr Kimball, nous ne pouvons en donner aucune appréciation.

Voici le cas de Deguise :

Enorme lipome développé dans le scrotum, par Deguise (*Bulletin de la Société de Chirurgie*, 1858-59, 1re série, tom. IX, pag. 529).

M. Deguise fils présente, au nom de M. Bernard (de Moulins), une énorme tumeur graisseuse ayant presque le volume de la tête ; elle était logée dans le scrotum ; le malade qui la présentait, était un jeune soldat ; il en faisait remonter l'origine à une dizaine d'années seulement.

Le diagnostic avait été très hésitant, et les avis, dans une consultation, s'étaient partagés. La nature de la tumeur ne fût

évidente qu'après l'incision. Cette incision dut avoir une longueur de 30 centim. L'énucléation se fit avec facilité, le malade
guérit.

Il est impossible d'affirmer que cette tumeur se soit développée
aux dépens de la tunique vaginale. D'après la relation de Deguise,
il semble qu'elle se soit développée dans le scrotum indépen-
damment de cette séreuse.

Pour le cas de Jobert, il mérite de prendre place au chapitre
des tumeurs mixtes, parce qu'à côté d'une partie lipomateuse
s'en trouvait une seconde plus dure, fibreuse. D'ailleurs, il est
très douteux que cette tumeur ait la vaginale pour origine.

Il ne reste donc comme tumeur digne du nom de lipome de
la vaginale que celle de Park.

Les causes de la production des lipomes nous sont inconnues,
on sait seulement qu'ils sont indépendants de l'état d'embonpoint
du sujet et des causes mécaniques irritantes. Dans maintes circonstances le lipome paraît lié à l'arthritisme, mais nous ne le
trouvons pas mentionné ici. Dans le cas de Park, le lipome
s'était développé comme d'habitude à l'âge adulte.

A l'incision de la vaginale, le chirurgien tombe sur une masse
graisseuse, dense, lâchement adhérente à la séreuse, mais unie
au testicule et au cordon par des tractus fibreux et des vaisseaux
sanguins. Comment expliquer la formation d'une pareille tumeur?
A la voir contenue toute entière dans la cavité séreuse et si
facilement énucléable, on ne peut s'empêcher de la rapprocher
de certains sarcomes que nous citerons plus loin. On dirait vraiment que ces tumeurs ont pris naissance dans la cavité qu'elles
occupent, aux dépens du revêtement endothélial. On peut
cependant concevoir que ce lipome ait pris naissance dans la
couche sous-endothéliale de la vaginale, en augmentant de
volume il aurait fait relief dans la cavité séreuse et se serait
pédiculisé. Dans ces conditions, ou bien les adhérences fibro-

vasculaires avec le cordon et le testicule représentent le pédicule, ou bien ces adhérences sont secondaires et ont continué à nourrir la tumeur après la rupture de son pédicule. Ne voit-on pas des fibromes sous-péritonéaux de l'utérus se comporter ainsi ? Primitivement sessiles, plus tard pédiculisés, ils deviennent parfois libres et continuent à se nourrir par des adhérences secondaires contractées dans la cavité abdominale.

Les lipomes sont des tumeurs régulières, indolentes au toucher, mollasses, leur mobilité et leur dépressibilité permettent de sentir une fluctuation parfois trompeuse. Ces tumeurs gênent peu à moins qu'elles ne soient volumineuses. Elles se développent, lentement, ne se propagent pas aux ganglions, ne retentissent pas sur l'état général. Elles s'énucléent facilement. La tumeur de Park présentait tous ces caractères ; les enveloppes scrotales étaient mobiles à sa surface et la pression ne réveillait de la douleur qu'au niveau du point occupé par le testicule.

Ce faisceau de signes est bien de nature à faire diagnostiquer un lipome, mais, étant donné l'excessive rareté du cas, on comprend que Park n'ait pas annoncé, d'une façon ferme, un lipome de la vaginale.

La ponction exploratrice différenciera ces lipomes des tumeurs liquides. Dans les cas douteux, on sera amené, comme Park, à inciser, et la nature de la production deviendra évidente.

Le pronostic est bénin, les lipomes ne récidivent jamais.

Le seul traitement qui convienne est l'extirpation. Mais il faudra se contenter d'énucléer la tumeur, la libérer de ses adhérences et laisser le testicule en place. Il faut enlever ces tumeurs de bonne heure, ne pas attendre qu'elles aient acquis un volume considérable, ce qui rendrait l'opération plus grave.

CHAPITRE II

Fibromes.

Il est des fibromes qui ont pour point de départ la tunique vaginale ; on en observe d'autres qui, naissant en dehors de cette tunique dans le tissu cellulaire scrotal ou périépididymaire, contractent avec la vaginale des adhérences secondaires. L'union, dans la plupart de ces derniers cas, est si intime qu'on ne peut enlever ces tumeurs sans ouvrir la séreuse et en exciser une portion. A ce point de vue, on peut comparer les fibromes des bourses aux fibromes de la paroi abdominale. En effet, l'expérience nous apprend combien souvent ces derniers adhèrent au péritoine, et si l'on entreprend de les extirper, on doit toujours s'attendre à enlever avec eux un lambeau de la séreuse sous-jacente.

Mais que leurs connexions avec la vaginale soient primitives ou secondaires, il y a intérêt à confondre tous ces fibromes tant au point de vue de la structure qu'à celui du diagnostic et du traitement.

L'ordre que nous suivons pour classer nos observations est dicté par leurs analogies. Nous citons premières, les tumeurs sûrement primitives de la vaginale.

*Hydrocèle spermatique ; tumeur fibreuse de la tunique vaginale ;
kyste spermatique de la tête de l'épididyme ; ablation. Guérison ;*
par V. Poisson (Thèse de Paris, 1858).

Le nommé D... B... (Valérien), âgé de 50 ans, italien, chef
cuisinier, entre, le 6 juin 1857, à l'hôpital du Midi, dans les
chambres particulières, au n° 10, pour se faire traiter d'une
affection des bourses.

Ce malade n'accuse aucun antécédent cancéreux, syphilitique
ou tuberculeux, dans sa famille. Son père, affecté d'un catarrhe
ancien de la vessie, est mort des suites d'une hernie étranglée,
en 1838, à Rome ; sa mère est encore vivante et bien portante.
Quant à lui, échappé deux fois au choléra, il contracta plusieurs
blennorrhagies, deux entre autres depuis l'apparition de la maladie qui l'amène ; aucune blennorrhagie n'affecta les bourses.
En 1843, à Rome, sans blennorrhagie concomitante, sans coup,
au moins au souvenir du malade, apparurent dans l'aine un
bubon, et dans le côté gauche du scrotum, un gonflement considérable ayant nécessité l'application de sangsues et le repos. Ce
n'est qu'au bout d'un an ou deux seulement qu'il y eut dispari-
tion complète de la tumeur, sans persistance d'un noyau d'engorgement dans l'épididyme. Aucun accident depuis cette époque, jusqu'en 1846, à part un gonflement facile et assez prononcé
des bourses à la fin de la journée, après des courses un peu
longues ; pas d'aspect bleuâtre noté.

C'est en 1846 qu'apparurent, sur la partie antérieure du scrotum, du côté gauche, deux ou trois petits noyaux durs, non
douloureux, remarqués par hasard ; grossissant régulièrement,
quoique lentement jusqu'à aujourd'hui, ils n'ont jamais gêné bien
sensiblement le malade. Avec cet accroissement des noyaux
indurés, D... B... remarquait en outre, depuis 1848, une augmentation notable de toute la bourse de ce côté. C'est en vain

que des préparations de Muscati (préparation mercurielle), de
calomel, d'iodure de potassium, furent administrées à assez forte
dose : la tumeur ne bougea pas. C'est encore en vain qu'à
l'iodure de potassium à l'intérieur, M. le Dr Pasquier, chirurgien
de 1re classe à Rome, joignit la compression sur le scrotum ;
M. le Dr Zometti ne fut pas plus heureux avec une pommade
dont le patient ne peut nous indiquer la composition.

Passé à Paris, par suite de circonstances politiques, D... B...
vient demander à M. Ricord la guérison de sa maladie.

Une tumeur du volume d'une très forte amande avec ses
enveloppes, occupant uniquement le côté gauche des bourses,
sans le moindre changement de coloration des téguments, qui
de plus sont parfaitement libres partout : voilà tout ce qu'il présente.

Dans cette tumeur, on observe deux parties distinctes : une
antérieure plus petite, dure, irrégulière, bosselée, noueuse ;
une postérieure, plus grosse et manifestement fluctuante.

En cherchant à apprécier l'état des éléments ordinaires des
bourses et leur relation avec la tumeur, on arrive bientôt à se
convaincre que le testicule est en dehors, entouré du liquide
d'une hydrocèle, et qu'il est entièrement indépendant de la
tumeur antérieure. Le cordon est parfaitement sain, les veines
ne sont pas dilatées, et le canal déférent, complètement intact,
est tout à fait en arrière et en dedans. La sensibilité testiculaire
est accusée en arrière et en dehors, et la pression permet de
reconnaître, à travers le liquide facilement dépressible, la résistance normale de la glande.

Par l'examen au moyen d'une bougie allumée, on trouve à
la tumeur deux portions bien distinctes : une postérieure, parfaitement transparente, une antérieure opaque. Quelle est donc
cette tumeur noueuse, irrégulière, que la palpation montre exis-
ter immédiatement sous le scrotum, en dehors du testicule,
dans cette couche celluleuse, en un mot, qui double immédiate-

ment en dehors, la tunique vaginale ? De prime abord, avant un examen approfondi, deux suppositions s'étaient offertes à l'esprit : ou c'est une épididymite, ou c'est une tumeur veineuse avec caillots. Mais ce n'est pas une épididymite tuberculeuse, car le canal déférent est complétement en arrière, intact, et parfaitement indépendant de la tumeur.

La deuxième supposition ne tient guère plus. Comment, en effet, avoir affaire à des veines variqueuses oblitérées, lorsque le scrotum est parfaitement sain ailleurs, sans apparence de veines un peu dilatées ; lorsque surtout tout le paquet veineux du cordon est parfaitement intact, dans son degré normal de développement ? Devant l'absence de tout signe un peu tranché de maladie connue des bourses, devant l'intégrité à peu près complète de tous les tissus normaux du scrotum, en dehors, bien entendu de la présence de cette tumeur et de l'hydrocèle, le diagnostic reste nécessairement en suspens. M. Ricord pense à une tumeur fibro-plastique ou à un enchondrome, il se propose de faire une ponction, afin de reconnaître plus exactement la disposition des parties et de prendre une décision.

Le 15 juin, M. Ricord, après avoir pris l'avis de M. Cullerier, son collègue, fait une ponction dans la tumeur, dans la partie parfaitement transparente ; il a soin d'opérer pendant même qu'un aide tient une bougie allumée du côté de la tumeur opposé à son œil. Toute portion opaque pouvant appartenir soit à la tumeur, soit au testicule lui-même, est ainsi très sûrement respectée. Le trois-quart pénètre à la réunion des deux tiers supérieurs avec le tiers inférieur de la bourse préalablement tendue. Il sort aussitôt un liquide grisâtre, qui, pour les assistants, rappelle immédiatement le contenu des grands kystes spermatiques de l'épididyme. Ce liquide mousse en tombant dans le vase, il a tout à fait l'aspect d'une solution gommeuse ou amidonnée, il est un peu visqueux ; nous en recueillons 95 gram. Nous constatons que ce liquide donne un précipité par l'acide azotique et

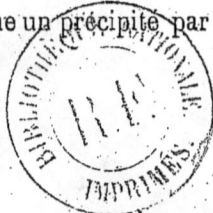

par la chaleur ; mais ce précipité blanchâtre n'est pas en tout point analogue au précipité albumineux du sérum ; il est plutôt granuleux qu'en flocons, et ne se porte pas aussi vite au fond du vase.

Voulant alors nous assurer à un plus haut degré de la nature albumineuse de ce produit, nous traitons notre liquide naturel par quelques gouttes d'acide chlorhydrique pur, et nous faisons bouillir. On sait qu'un des caractères distinctifs des liquides albumineux est de prendre une teinte bleuâtre lorsqu'ils sont soumis à ce réactif, et qu'on pousse l'emploi de la chaleur jusqu'à évaporation complète des parties aqueuses. Notre liqueur nous fournit, en effet, cette réaction, mais à un faible degré, et après avoir été soumise assez longtemps à l'ébullition avec dégagement des vapeurs chlorhydriques.

L'opération était faite à neuf heures : à midi nous apportions le liquide à M. Robin pour réclamer l'intervention de son œil, armé du microscope, afin de fixer notre opinion sur la nature de ce produit, et la présence ou non de spermatozoïdes. Or, dès le premier examen, on voit le champ du microscope occupé par des spermatozoïdes en nombre considérable, privés de vie presque tous, et subissant seulement les mouvements browniens du liquide ; mais bientôt, M. Robin et moi, nous pouvons constater que deux de ces animalcules sont encore vivants : l'un d'eux à la partie inférieure du champ éclairé, exécute avec sa queue, très longue et très déliée, des mouvements complexes et considérables ; avec sa tête, il opère, en outre, des mouvements de projection en avant, puis de recul, très prononcés. La nature spermatique du liquide n'est donc pas douteuse, et de plus il y avait là des spermatozoïdes vivants ; ils l'étaient probablement tous au moment de l'évacuation du kyste.

Examen de la bourse immédiatement après la sortie du liquide : La tumeur est bien indépendante du testicule à sa partie postérieure ; sa tête a 6 ou 7 centimètres environ de largeur ; en la suivant en dehors, on arrive sur les parois du kyste, avec lesquelles elle semble adhérer, et qui la séparent du testicule. Cet organe est en arrière, en haut et en dehors, de consistance assez normale, pourtant un peu flasque à sa partie supérieure externe, et présente deux ou trois petites rugosités dures en dehors. En dedans, la tumeur paraît bien isolée ; mais en bas, il en part un prolongement plus régulier, moins noueux que la partie principale, et qui vient se continuer bien évidemment avec la partie antérieure de la queue de l'épididyme. Il paraît occuper la paroi du kyste, et ne serait qu'une traînée d'épaississement fibroplastique.

L'épididyme est en arrière sain, parfaitement perceptible dans toute sa longueur, et se continuant bien avec le canal déférent intact ; par sa fusion en bas avec la queue de la tumeur, on a, par conséquent, autour du testicule un cercle qui n'est interrompu que dans son quart supéro-antérieur.

Nous avons donc affaire ici, selon toute probabilité, à une hydrocèle spermatique avec ouverture de l'albuginée en dehors, au niveau des épaississements fibreux. Mais, de plus, ou la tumeur est indépendante complètement de l'altération testiculaire, et son apparition, deux ou trois ans avant l'hydrocèle, le le ferait assez supposer ; ou bien c'est, pour ainsi dire, une rupture qui est faite à la queue de l'épididyme, comme tend à le faire admettre la fusion très appréciable des deux parties en bas ; ou bien enfin, c'est le vas aberrans de Haller, qui a été atteint le premier, a végété par deux ou trois petits prolongements à son extrémité hypertrophiée et recourbée en avant ; mais le malade ne peut nullement dire si les petits noyaux durs et indolents, souvent pressés et examinés pourtant, présentaient déjà ce petit prolongement inférieur qui relie la véritable tumeur à la queue épididymaire. Toutes ces suppositions d'ailleurs comportent plus d'une objection.

16. Le malade n'a nullement souffert de sa ponction ; il se

lévé depuis cette époque, mais il évite avec assez de soin la marche. Il ne s'est manifesté aucune douleur ni gonflement.

17. M. Ricord, après avoir examiné de nouveau la tumeur, se décide à l'enlever, sur la demande du malade ; le chloroforme n'est pas employé.

Par une incision de 6 centim. environ, faite verticalement à la partie antérieure des bourses, au niveau de la tumeur, le chirurgien en met à nu les bosselures, les sépare, par la dissection, du tissu cellulaire extra-vaginal avec lequel elles se confondent, puis prolonge la dissection par en bas le long de l'épaississement fibreux ; mais celui-ci est mal limité et se confond insensiblement sur les côtés avec la paroi de la poche qui est en arrière.

Après avoir bien isolé la tumeur en haut et sur ses côtés, M. Ricord cherche à la séparer des parties profondes. En tirant un peu sur elle, on voit qu'elle concourt à former la paroi antérieure de la cavité qui contenait le liquide ; en excisant, on s'aperçoit aussitôt que c'est la cavité de la tunique vaginale, notablement élargie. Le testicule apparaît derrière, porteur de trois petites végétations blanches, très dures, comme cartilagineuses ; la plus considérable est de la grosseur d'un pois ; elles sont coniques et situées à un demi-centimètre environ l'une de l'autre. Ces productions verruqueuses sont excisées avec des ciseaux courbes ; M. Ricord finit alors la dissection de la tumeur en bas, et cherche à ménager la queue de l'épididyme. Le prolongement fibreux, de la vaginale, épaissie dans une grande étendue, vient si bien se confondre avec la queue de l'épididyme, que la dissection est ici fort difficile ; l'œil ne peut distinguer le sillon de séparation, et ce n'est que sous la direction d'un toucher répété que la dissection s'achève. Mais, en même temps qu'au début de l'opération, on avait fait des tractions pour chercher à isoler la partie supérieure de la tumeur des parties profondes, il était sorti en dehors, et parfaitement isolée de la poche vaginale, une autre petite tumeur transparente, grise, molle, flasque, car elle n'était pas distendue par le liquide, quoique cependant bien régulière et arrondie. Ce n'était autre chose qu'un kyste de la grosseur d'un œuf de pigeon, et renfermant un liquide en tous points analogue à celui que nous avons retiré, deux jours avant, de la tunique vaginale.

Ce kyste adhérait par un pédicule assez large, à sa partie supérieure et postéro-interne, au niveau de la tête de l'épididyme, mais en dehors de la tunique vaginale, avec laquelle un de ses côtés vient se confondre par accollement des deux feuillets. Aucune communication n'existe entre les deux cavités, le kyste pressé ne laisse pas passer son contenu dans la vaginale, et, lorsqu'après avoir excisé les trois-quarts externes de la paroi du kyste, M. Ricord, cherche dans la portion restée adhérente, et froncée par plis rayonnants du centre à la circonférence, soit un petit trou, soit la cicatrice d'une ancienne ouverture, il ne nous est vraiment possible de rien trouver, malgré l'examen le plus attentif.

Après la ligature de trois petites artérioles scrotales, le testicule est remis dans le scrotum, privé, comme on le voit, d'une grande partie de la vaginale pariétale. Le scrotum se rétracte vigoureusement par dessus, et la plaie se trouve alors si petite et si bien fermée, le testicule a si peu de tendance à sortir, qu'on se dispense de toute application de moyens de réunion; des compresses froides sont simplement appliquées sur le scrotum, soutenu par une de nos planchettes à épididymite. — Tilleul sucré, une portion.

Examen de la tumeur enlevée: — La tumeur est plate, et triangulaire. Du côté de sa face antérieure ou externe, elle est recouverte par le tissu cellulaire extra-vaginal et quelques fibres du crémaster. On voit deux masses principales d'un gris blanchâtre, séparées par un tissu cellulaire sain et lâche, si bien

qu'on peut plier les deux moitiés de la tumeur l'une sur l'autre.
Chaque moitié est formée de petites masses à contours irréguliers, onduleux, d'où cette sensation de cordon noueux, comme
variqueux, perçue avant l'opération. Du côté de la face postérieure ou profonde, la tunique vaginale seule recouvre le produit
morbide : là il apparaît de suite avec des caractères d'un blanc
nacré, chondroïdes, plus tranchés, par suite de la transparence
de la séreuse. On y distingue très nettement deux portions : une
externe, plus considérable, haute de près de 5 centim., large
de 3, assez uniforme partout, mais se resserrant brusquement en
bas pour se terminer par un noyau de 1 centim. environ de
diamètre.

A sa surface, on voit quelques sillons irréguliers, trace très
probable de la fusion de noyaux anciennement isolés. Cette partie
externe, séparée de l'interne par un sillon très prononcé en
bas, où se voit seulement la tunique vaginale doublée de son
tissu cellulaire, y est reliée un peu plus haut par quelques petits
points de tissu morbide, et tout à fait en haut même elle envoie
un prolongement qui vient se perdre derrière les nodosités supérieures de la moitié interne. Celle-ci est bien plus irrégulière :
Autour d'une masse principale de 2 centim. environ de largeur
sur 2 centim. 1/2 de hauteur, formée de plusieurs noyaux con-
fondus ou réunis seulement par la tunique vaginale qui passe sur
le sillon de séparation, comme au cerveau l'arachnoïde sur les
sillons de séparation des circonvolutions, on voit se grouper une
série de petits nodules les uns de la grosseur d'un pois, les
autres plus petits, quelques-uns à peine du volume d'un grain de
millet, tous recouverts aussi par la vaginale. Un point très curieux
de la disposition de ces nodules, c'est que plusieurs d'entre eux
ne tiennent au tissu cellulaire extérieur que par un pédicule très
étroit, et qu'ils paraissent prêts à se détacher pour tomber dans
la cavité de la tunique vaginale qui les enveloppe, absolument
comme aux articulations les corps étrangers qui ont débuté dans

le tissu cellulaire extra-synovial, et qui plus tard, se pédiculisant de plus, en plus, finissent par devenir libres dans l'article. Ces nodules occupent surtout l'angle supérieur externe.

Tout l'angle inférieur de la tumeur est constitué par du tissu cellulaire épaissi, infiltré très probablement déjà de matière plastique en nappe, mais on n'y peut trouver de cordon fibreux isolé, comme le toucher avant l'opération l'avait fait supposer. Ce tissu cellulaire n'est pas d'un blanc nacré comme les masses supérieures. La paroi du kyste est doublée à l'extérieur d'un peu de tissu cellulaire qui la sépare d'une portion de la vaginale enlevée en même temps ; dans le tissu cellulaire, court un petit tractus blanchâtre, fibreux, pris à tort pour un vaisseau, et indépendant d'un petit nodule nacré, égaré en cet endroit, et identique à ceux de la masse principale. La coupe du tissu de la tumeur est entièrement blanche, nacrée, avec des fibres transversales très prononcées; le tissu est essentiellement élastique. M. Robin, à l'obligeance duquel je dois l'examen microscopique de la pièce, n'y a trouvé absolument que du tissu fibreux, sans trace d'enchondrome.

L'opération, qui a été assez laborieuse, difficile, et faite sans anesthésie, a entraîné chez le malade des douleurs assez vives pendant toute la journée. Le soir, il y a un peu de malaise, de nausées ; le pouls est plus fréquent, mais sans qu'il y ait fièvre réelle. La plaie est en bon état, le scrotum reste bien rétracté sur le testicule. — On continue les compresses froides, renouvelées toutes les dix minutes.

Le 18 juin, la bourse est un peu enflammée, douloureuse, tuméfiée ; les nausées ont cessé, mais un peu de fièvre : état moral excellent. — Limonade tartrique pour tisane ; fomentations émollientes sur les bourses ; lavement ; bouillons.

Le 12 juillet, D..... B....., quitte l'hôpital parfaitement guéri.

Fibrome de la vaginale. Par V. POISSON. (Thèse de Paris 1858).

C...., Alexandre, âgé de 34 ans, menuisier, était entré le 8 mai 1857, à l'hôpital du Midi, salle 4, n° 23, pour y être traité d'une épididymite droite, survenue à la suite d'un cathétérisme fait à la consultation d'un hôpital, pour combattre un rétrécissement déjà ancien.

Le 15 juin, la maladie était considérablement amendée. M. Ricord, en examinant l'état de l'épididyme, pour s'assurer s'il pouvait sans trop de crainte commencer la dilatation du rétrécissement, reconnaît sur la partie antérieure de la bourse droite, au-dessous des tuniques scrotales, mais complètement indépendante du testicule, une traînée indurée, noueuse supérieurement, haute de 2 centim. 1/2 environ, large de 1 à 2 centim. Cette tumeur, tout à fait indolente, méconnue du malade, était perdue supérieurement dans le tissu cellulaire extra-vaginal, et venait se confondre inférieurement avec la queue de l'épididyme ; elle était presque identique à celle que nous venions de constater chez le n° 10 des salles payantes (D.... B....), mais avec des dimensions moindres, sans épanchement dans la tunique vaginale, sans aucun kyste le long de l'épididyme. De plus, ici, malgré l'adhérence intime à la queue de l'épididyme, la ligne de démarcation entre les deux parties était assez tranchée par suite de la persistance de l'induration inflammatoire chronique de l'épididyme.

Le testicule et la bourse gauche étaient intacts. Le 16 juillet, C... quittait l'hôpital, guéri de son rétrécissement ; il passait le n° 18 de la filière millimétrique. Aucune modification n'était survenue dans la tumeur scrotale, et, malgré nos recommandations et notre désir, nous n'avons pu revoir le malade pour savoir s'il s'était passé quelque changement dans ses bourses.

Fibrome de la tunique vaginale, par M. Baizeau, professeur
agrégé au Val-de-Grâce (*Union médicale*), 1861, tom. III,
pag. 4ĕ1).

B..., grenadier au 3ᵉ régiment de la garde, âgé de 26 ans,
entre au Val-de-Grâce le 24 octobre 1860, pour une tumeur
siégeant dans le scrotum. Il affirme qu'il n'a jamais eu de blennorrhagie ni d'accidents syphilitiques. Il y a 10 ans, il fit, en
patinant, une chute et se froissa violemment le testicule droit. Il
éprouva immédiatement une douleur assez vive, et il survint au
niveau de l'épididyme un gonflement qui dura une vingtaine de
jours et disparut sans traitement. Cinq ans plus tard, au combat
de la Tchernaia, il tomba dans un fossé, et le même testicule fut
contus. Sans pouvoir préciser l'époque de l'apparition de sa
tumeur, notre malade est disposé à la faire remonter à sa première contusion.

Son développement s'est fait lentement et sans douleur, mais
il paraît qu'il a été un peu plus rapide à partir de sa seconde
chute. Aujourd'hui, cette tumeur a le volume d'un œuf d'oie et
en a la forme, offrant toutefois transversalement un aplatisse-
ment. Elle est plongée à droite au milieu des membranes du
scrotum, fixée à l'extrémité du cordon et complétement libre
d'adhérences avec la peau, qui glisse facilement à sa superficie,
et dont la coloration est normale.

On constate qu'elle est constituée par une masse dure d'apparence cartilagineuse, légèrement bosselée, indolente, insensible à
la pression. Elle forme autour du testicule, que l'on reconnaît
assez facilement à sa consistance et à sa sensibilité spéciale, un
anneau épais qui l'enveloppe d'avant en arrière, à la manière d'un
bourrelet, ne laissant libre qu'une faible partie des faces latérales. Près de son attache au cordon, on sent plusieurs granulations de la grosseur d'une lentille ou d'un petit pois indépen-
dantes de la tumeur principale.

3

B..., n'éprouvant aucune douleur, n'a jamais suivi aucun traitement, mais depuis que la tumeur a acquis un volume assez
considérable, elle détermine dans la station verticale des tiraillements du cordon testiculaire, des douleurs lombaires, et elle
est devenue une gêne pour la marche et pour les exercices.
Sur la demande du malade je me décide à l'enlever, aucun
traitement ne paraissant susceptible d'en amener la résolution.

L'opération est pratiquée le 27 octobre. La tumeur compre-
nant le testicule, auquel elle était entièrement unie, est enlevée,
et un mois après la cicatrisation était complète.

Examen de la tumeur.— Elle est ovoïde, aplatie latéralement,
du volume d'un œuf de poule, et enveloppée de toutes parts par
la tunique vaginale. En incisant cette membrane sur les parties
latérales, on pénètre dans sa cavité, qui renferme une petite
quantité de sérosité.

Le testicule et l'épididyme sont sains et libres, excepté en
avant, où quelques adhérences fixent très étroitement le testicule
à la face pariétale de la tunique vaginale. Le canal déférent se
continue sans ligne de démarcation avec l'épididyme et ne présente aucune altération. Le testicule est entouré d'avant en
arrière par une masse dure, de forme annulaire, développée
dans l'épaisseur de la tunique vaginale. Son volume, à peu près
égal dans toute sa circonférence, est celui du pouce d'un
adulte. Sa surface externe est convexe, lisse, légèrement bosselée dans quelques points, recouverte par la couche cellulo-
fibreuse de la tunique vaginale très épaisse et très adhérente, et
qui envoie à l'intérieur de la tumeur des prolongements celluleux
qui séparent les lobules. Sa surface interne, tapissée par la tunique séreuse, à laquelle elle adhère très intimement, est concave
et se moule sur le testicule, qui, sauf quelques points, est libre
dans la cavité vaginale. Ses bords latéraux s'avancent en s'amin-
cissant sur les faces latérales de cette glande, et les recouvrent

en grande partie. Elle est formée de deux masses principales égales, l'une antérieure, l'autre postérieure, réunies au niveau de l'extrémité inférieure du testicule par une lame celluleuse. Vers l'origine du cordon, il en existe une troisième moins grosse, composée de plusieurs granulations, les unes isolées piriformes, lenticulaires ; les autres rapprochées et unies par des fibres celluleuses. Les tumeurs principales sont elles-mêmes constituées par quatre ou cinq lobules plus ou moins distincts, dont quelques-uns sont séparés par une membrane très mince. Son tissu sec, dur, crie sous le scalpel ; sa couleur est d'un blanc opalin, et sur une coupe fraîche on distingue des fibres parallèles nacrées. En un mot, son aspect et sa consistance rappellent les fibro-cartilages. On n'observe aucun vaisseau ; mais son enveloppe externe est très vasculaire. Au microscope, on trouve que cette tumeur est exclusivement fournie de tissu fibreux dont les fibres sont disposées en faisceaux.

Fibrome de la tunique vaginale du poids de 225 gram., ablation de la tumeur avec conservation du testicule. Observation de M. le professeur TÉDENAT.

Louis M..., âgé de 43 ans, bien portant.

Pas de syphilis, pas de blennorrhagie, pas de traumatisme des bourses.

Il y a trois ans, tuméfaction légère de la bourse droite, lentement progressive, sans douleur. Depuis six mois, augmentation rapide de volume et sensation de pesanteur. Le malade met un suspensoir.

18 octobre 1885. La bourse droite a l'apparence d'une grosse hydrocèle transparente, sauf à sa partie supérieure, où on sent une masse ferme, indolore à une pression modérée. Au dessus et en arrière, le testicule se révèle d'une façon vague par sa sensibilité propre.

20. Ponction. On évacue 300 gram. de sérosité claire. La tumeur apparaît avec le volume du poing, dure avec quelques bosselures. Elle semble indépendante du testicule, appliquée en arrière et en dedans. Le malade refuse toute opération.

10 février 1886. La tuméfaction s'est rapidement reproduite et est maintenant plus considérable qu'à l'époque de la première ponction.

13. Asepsie des bourses.

Chloroformisation. Incision de 8 centim. sur la face externe. Evacuation de 250 gram. environ de sérosité vaginale avec quelques dépôts fibrineux.

Le tumeur, d'un gris rosé, lisse avec trois nodules, fait saillie. Elle s'attache à la partie inférieure de la vaginale par une surface ayant les dimensions d'une pièce de 5 francs en argent. Elle envoie un prolongement entre le testicule et l'épididyme, qui est reçu dans une dépression longitudinale et superficielle de la tumeur. Ce prolongement adhère peu à la vaginale et son décollement est facile. Résection de la vaginale sur tout le pourtour de l'attache du néoplasme. Suintement sanguin arrêté par de la gaze iodoformée tassée dans la cavité séreuse. Dix points de suture, drains de gaze dans la vaginale.

26. Cicatrisation complète, sans accidents d'aucune sorte.

La tumeur pèse 225 gram. C'est un fibrome fasciculé pur, sans nodules distincts, peu vasculaire avec un noyau myxomateux au voisinage de son insertion, qui a nettement lieu sur la tunique vaginale (feuillet pariétal, partie inférieure).

M. Tédenat a revu le malade en juin 1893, en parfaite santé et sans aucune apparence de récidive.

Fibrome de la vaginale; par Holmes (*A treatise on surgery*, 1888, pag. 862, et *transactions of the pathology. Society of London*, 1869, tom. XX, pag. 246).

Une tumeur fibreuse des bourses enveloppait le testicule, mais était absolument indépendante de cet organe et n'avait avec lui que des rapports de voisinage. Le malade, qui en était porteur, était âgé de 51 ans. La tumeur avait augmenté peu à peu de volume pendant 33 ans et avait acquis les dimensions d'une noix de coco. A son début, on aurait pu sans doute l'enlever sans léser le testicule, mais elle enveloppait si étroitement cette glande à l'époque où Holmes la vit qu'il enleva tout à la fois.

Cette production était un fibrome. En s'appliquant à déterminer son point de départ, Holmes vit qu'elle s'était développée dans la tunique vaginale.

Tumeur fibreuse du scrotum enveloppant le testicule gauche; par Heath (*Transact ons of the pathology. Society of London*, 1865, tom. XVI, pag. 183).

« Les connexions du fibrome avec la partie postérieure de l'épididyme et la tunique vaginale étaient à ce point intimes que l'on dut faire l'ablation du testicule tout entier » (Monod et Terrillon. *Maladies du testicule et de ses annexes*).

Traité de chirurgie, 1892.

« Gross dit Jullien a débarrassé un nègre d'une masse du poids de 5 livres. Elle était ovoïde, plus large en arrière qu'en avant et mesurait 8 pouces en longueur et 13 en circonférence ; elle était dans une grande étendue adhérente à la vaginale ; le testicule était refoulé en bas.

Deux autres cas de tumeur en rapport avec la séreuse sont celles de John Ker (de Canton), pesant 5 livres et présentant çà et

là la structure du tissu osseux et celle de Morel-Lavallé volumineuse comme une tête de fœtus» (Paul Reclus).

Traité des maladies du testicule ; par CURLING, 1857, pag. 604.

M. Hilton a enlevé, sur un homme de 30 ans, une tumeur
fibreuse qui avait le volume des deux poings et qui adhérait si
solidement à la tunique vaginale qu'il fut obligé d'exciser une
portion de cette séreuse.

M. Fergusson a excisé une tumeur fibreuse grosse à peu près
comme une noix à l'hôpital de King's College, sur un homme de
73 ans ; elle avait des rapports tellement étroits avec la tunique
vaginale, qu'il fallut des précautions pour ne point ouvrir cette
dernière.

Fibrome paratesticulaire. Observation de M. le professeur
TÉDENAT.

André G..., 35 ans, d'Aigues-Mortes. Santé bonne, pas de
blennorrhagie. Sans traumatisme, sans douleur, la bourse gauche
a commencé, il y a 13 ou 14 mois à préoccuper le malade par
une augmentation rapide de son volume. Depuis trois mois,
pesanteur, mais non véritable douleur.

La bourse gauche a le volume du poing et présente une consistance ferme avec une bosselure ayant les dimensions d'un œuf
de pigeon à sa partie supéro-externe. Pas d'épanchement appréciable de la tunique vaginale. A la partie moyenne de la face
postéro-supérieure de la tumeur, on trouve une masse molle,
mal délimitée, sur laquelle la pression provoque la sensation
testiculaire.

Castration suivie de réunion immédiate (mars, 1892).

M. Kiener a remis à M. Tédenat la note suivante relative à
l'examen anatomique des organes enlevés :

La pièce pèse 620 gram. et se compose d'une tumeur du volume des deux poings, à grosses bosselures, annexée au testicule.

Le testicule a sa forme normale, l'albuginée n'est pas épaissie, la consistance est molle. A la coupe, le tissu est sec, jaune sans trace de sclérose. Les tubes gardent leur indépendance normale. Le testicule n'est en rapport avec la tumeur que par son bord supérieur. Il ne s'agit d'ailleurs que d'une adhérence entre la tunique albuginée et la membrane enveloppante de la tumeur. Le testicule, le corps d'Highmore, la tête et la queue de l'épididyme sont en dehors de la tumeur. Celle-ci a dû se développer dans l'épaisseur du repli correspondant à l'insertion normale de la tunique vaginale. En se développant elle a refoulé la queue de l'épididyme, qui s'est étalée en forme d'éventail à la surface. Un peu plus loin, elle a comprimé le canal déférent au point que celui-ci disparaît sur un trajet de 2 ou 3 centim. Mais il se reforme un peu plus loin et reprend alors son calibre normal. — La tête de l'épididyme est parfaitement conservée et appliquée contre la tumeur. Mais le corps de l'épididyme compris entre la tête et la queue a presque complètement disparu par atrophie. On peut cependant reconnaître qu'il en reste des vestiges et qu'il n'est pas le point de départ de la tumeur.

La plus grosse partie de la tumeur présente une dépression médiane au fond de laquelle s'insère le testicule. Elle a une consistance dure de fibro-cartilage et à la coupe l'aspect blanc nacré et fibroïde propre au tissu fibro cartilagineux. La portion centrale dans un rayon égal à celui d'une grosse noix présente une consistance un peu plus charnue et une coloration rougeâtre avec un semis de points hémorrhagiques.

A la surface de cette tumeur, qui est enveloppée par une membrane fibreuse tassée, proéminent plusieurs excroissances sessiles du volume d'une olive et une excroissance beaucoup plus grosse en forme de cône d'une consistance plus molle et montrant à la coupe un tissu fibroïde avec des masses gélatiniformes, jaunâtres ne laissant pas écouler de liquide et formant relief (dégénération colloïde. — Pas de kyste dans toute la tumeur).

Fibrome énorme de la queue de l'épididyme droit, par M. Ch. AUDRY, interne des hôpitaux (*Gazette médicale des hôpitaux*, 1887, pag. 479).

C... L..., cultivateur, 57 ans, entre dans le service du docteur A. Poncet, à l'Hôtel-Dieu, le 18 octobre 1885. — Il n'a aucune espèce d'antécédents héréditaires ni diathésiques. A 27 ans, le malade aurait eu une poussée rhumatismale. A 47 ans, il a été atteint d'une blennorrhagie banale.

Il y a 2 ans le malade dit avoir reçu, sur le testicule droit, un coup violent, qui n'a d'ailleurs entraîné aucune suite fâcheuse appréciable. — En mai 1885, il s'aperçut de la présence, sur la face postéro-externe de la moitié scrotale droite, d'une tumeur dure, indolente, du volume d'une noix. Peu de jours après, apparaît une tumeur semblable à la partie inférieure de la même région, et, affirme le malade, tout à fait indépendante de la précédente. Elles se seraient accrues, chacune de son côté, et, parvenues à un certain volume, elles se sont rencontrées et accolées, en enserrant le testicule. Quoi qu'il en ait été, elles se développèrent avec une rapidité telle que, au mois de juillet, la tumeur supérieure avait acquis les dimensions du poing. Il y a deux mois que le scrotum a atteint les dimensions qu'il présente à l'entrée du malade dans le service.

Le testicule gauche est libre et facilement isolable sous la peau. Tout le reste des bourses est occupé par une tumeur du volume d'une tête d'enfant, manifestement divisée, en son milieu, par un sillon qui la partage en 2 lobes à peu près égaux. Au niveau de ce sillon et à sa partie externe, la pression est douloureuse et réveille très nettement la sensation testiculaire. Sa surface est lisse, unie et glisse bien sous la peau, qui est tendue

et sillonnée de grosses veines. La masse de la tumeur est absolument opaque et d'une extrême dureté. Elle est indolente. On
ne découvre pas d'adénite et l'état général est excellent. M. le
professeur Poncet diagnostique une tumeur mixte développée,
aux dépens de l'épididyme et ayant respecté le testicule.

Le 22 octobre, castration. L'énucléation de la tumeur et du
testicule se fait très facilement. Le cordon est lié par une double
ligature. Il n'y a pas d'hémorragie. Le malade guérit très rapidement, et, le 15 avril 1887, dix-huit mois après l'opération, il
nous écrivait qu'il était complètement guéri et se portait parfaitement bien.

La tumeur pesait 1.125 gram. Elle était extrêmement dure,
lisse, présentant tous les caractères macroscopiques d'un fibrome.
Elle paraissait très nettement constituée par deux lobes égaux
que séparait un sillon profond. Au point présumé, on trouva le
testicule sain, inclus dans une cavité vaginale qui envoyait, dans
plusieurs directions, des diverticules lisses, irréguliers et pro-
longés. La queue de l'épididyme était fortement adhérente au
reste de la tumeur, qui englobe le cordon, de telle sorte qu'il est
impossible de le suivre dans son épaisseur. Les deux lobes sont
unis par une coque fibro-conjonctive qui leur est commune, mais
sont séparés dans toute leur épaisseur par une scissure profonde.

L'examen microscopique, après durcissement dans l'alcool,
la gomme et l'alcool, et coloration au picro-carmin, donne les
résultats suivants : La totalité de la tumeur est constituée par du
tissu conjonctif qui affecte, en de nombreux points, une forme
fasciculée, coupée par des amas de cellules connectives, à dispositions variées, à gros noyaux très visibles et de formes indéterminées.

En de certains points, ce tissu offre une densité telle qu'il est
très difficile de constater les contours nets des cellules, dont on
détermine seulement les noyaux étoilés, de telle sorte qu'il pré-

sente une ressemblance notable avec quelques parties des néoplasmes mixtes de la parotide, sans qu'on puisse d'ailleurs découvrir de cellules embryonnaires, rameuses ou encapsulées. Il
n'existe aucune trace de kystes. Quelques vaisseaux, assez rares,
sont facilement reconnaissables à leur tunique interne. Il y a très
peu ou il n'y a pas de fibres élastiques. En somme, histologi-
quement, on a affaire à un fibrome pur et simple. L'absence de
récidive locale ou à distance, le maintien de l'état général, deux
ans après l'intervention, confirment un tel diagnostic.

Fait intéressant, la tumeur s'est développée avec une rapidité
inaccoutumée pour un fibrome.

Quant à son point de départ, il est hors de doute, et c'est l'avis
de M. Poncet, que la tumeur initiale s'est développée aux dépens
du tissu cellulaire périépididymaire qui se sclérose et s'indure si
facilement chez les porteurs de vieilles hydrocèles et chez les
convalescents de l'épididymite ordinaire. Peut-être la tumeur
secondaire, qui, d'après le récit du malade et l'examen de la
pièce, paraît bien être apparue isolément, a-t-elle pris naissance
dans le tissu conjonctif voisin ; mais il nous semble probable d'admettre qu'elle s'est développée sous forme d'un nodule en apparence isolé, aux dépens de la masse primitive.

Quoi qu'il en soit, la rapidité de la marche de l'affection, son
indolence, malgré l'inclusion et la compression du cordon, ses
rapports exclusifs avec la queue de l'épididyme, les caractères
de la tumeur, qui en font un type accompli de fibrome, lui donnent, parmi les tumeurs intra-scrotales, une place à part, excep-
tionnelle, car, dans nos recherches, nous n'avons trouvé aucune
observation comparable à celle de M. Poncet.

Tumeur fibreuse périépididymaire ; ablation. Guérison ; par V. POISSON (Thèse de Paris, 1858).

D... Noël, 52 ans, imprimeur en papiers peints, d'un tempérament sanguin et d'une forte constitution, entré le 5 juin 1857, à l'hôpital du Midi, salle 4, lit n° 25, service de Ricord.

D... eut anciennement plusieurs bl nnorrhagies : la dernière a été contractée et guérie dans le cours du mois de février 1852. Jamais il n'avait pris de chancre. C'est trois mois après la dernière blennorrhagie, et sans qu'il en fût resté la moindre trace, que commença à se développer une tumeur dans le côté droit des bourses. Cette tumeur était indolente et dure, gênait peu le malade, et grossissait progressivement, sans jamais avoir été entravée dans sa marche, malgré l'administration, à deux reprises différentes, d'un traitement mixte par les pilules de protoiodure de mercure, la liqueur de Van Swieten et l'iodure de potassium. En dernier lieu, le malade était, depuis 6 semaines, soumis à ce traitement par le Dr Richet, tant à l'hôpital Saint-Antoine qu'à l'Hôtel-Dieu ; de plus ce chirurgien avait, avec la lancette, pratiqué à la partie supérieure de la tumeur, une ponction qui n'avait, au dire du malade, donné lieu à la sortie que d'un peu de sang rouge : elle avait été faite, il faut le dire, au niveau d'un point qui correspond au rebord testiculaire inférieur ; aucun accident n'avait suivi cette ponction, et la tumeur n'a pas paru prendre à la suite un développement proportionnellement plus rapide.

Lors de son entrée à l'hôpital, le malade s'offre à nous dans l'état suivant : Il est vigoureux, bien portant, sans entrave dans aucune fonction, sans aucun signe de syphilis antérieure, ne connaissant pas les maladies, n'ayant en définitive que son affection des bourses.

La bourse gauche, non altérée dans ses téguments, présente

une circonférence de 27 à 28 centim.; à la partie supérieure et antérieure, se voit la petite cicatrice, suite de la ponction faite à l'Hôtel-Dieu.

Le cordon est parfaitement sain, à part une légère hypertrophie du canal déférent, tenant à la résistance qu'il est obligé d'offrir par rapport au poids de la tumeur.

Dans celle-ci on distingue deux portions, une plus petite, de 6 à 7 centim. de hauteur sur 3 ou 4 de largeur, située à la partie tout à fait supérieure et antérieure et un peu externe, offrant complètement la résistance, la rénitence habituelle du tissu testiculaire, et se comportant comme lui au point de vue de la sensation développée à la pression. Le malade, lorsqu'on vient à comprimer cette partie, accuse très nettement une sensibilité en tous points identique à celle que détermine la pression du testicule gauche intact. Ce testicule pariétal est surmonté un peu en dedans, entre lui et le cordon, d'une petite tumeur arrondie, molle, liquide, n'étant autre très probablement qu'un kyste de la tête de l'épididyme.

Au-dessous et en dedans, est l'autre portion de la tumeur, de beaucoup plus considérable, formant une masse dure, homogène, lourde, régulière, présentant un petit prolongement conique à sa partie tout à fait inférieure, prolongement anciennement mobile, au dire du malade, mais actuellement adhérent, pour nous du moins, car ce point peut rester encore douteux.

La tumeur paraît immédiatement sous-cutanée, et l'on trouve assez, en palpant cette masse, la sensation qu'offrent les hématocèles avec épaississement considérable de la tunique vaginale; on a partout comme le sentiment d'une fluctuation profonde, cachée par une paroi épaisse et tendue.

La transparence, qui avait paru douteuse à la lumière solaire, est complètement nulle lorsque l'examen est fait avec la flamme d'une bougie.

La présence du testicule sain à la partie supérieure de la

bourse, l'intégrité du cordon, la continuité du canal déférent avec la partie postéro-interne de la masse, l'absence de bosselure, d'engorgement ganglionnaire et d'altération des voies sémino-prostatiques, l'absence de douleurs lancinantes, la bénignité de la marche, et l'état excellent de la constitution, tout cela, joint à la sensation douteuse d'un liquide situé profondé-au-dessous d'une tunique épaissie, nous fait supposer que nous avons affaire à une affection kystique ou plutôt à une hématocèle.

Nous nous basons, en outre, sur l'absence complète d'antécédents soit cancéreux, soit tuberculeux, soit syphilitiques, tant chez le malade lui-même que chez ses ascendants ou ses trois sœurs.

Aucune fonction, en dehors de la marche, ne se trouve entravée ; aussi n'avons-nous rien à noter en particulier jusqu'au 18 juin. D....., attend l'opération, qui a été décidée par M. Ricord, la décortication de la tunique vaginale.

Le 18 juin, M. Ricord, qui jusque-là a considéré la tumeur comme une hématocèle, témoigne avant l'opération quelque hésitation dans son diagnostic, à cause de la nature encéphaloïde d'une tumeur enlevée la veille au n° 1 des chambres payantes, et dans laquelle le testicule, non compris dans la tumeur comme on l'avait supposé, était resté sain et étalé à sa surface. C'est qu'en effet la présence du testicule sain à la périphérie des bourses avait été considérée jusqu'ici comme un signe très important, négatif, d'un cancer ou d'une affection kystique. Mais la pièce de la veille et celle qu'a déjà décrite l'année dernière notre excellent ami et collègue M. Guyon, avec examen microscopique par M. Robin, prouvent qu'au contraire, avec le cancer encéphaloïde, le testicule peut rester intact, en tant que structure au moins. L'intégrité complète de la glande, située et limitée nettement à la partie supérieure de notre tumeur, ne nous permettait donc plus d'éliminer complètement l'idée du cancer.

M. Ricord procède à l'opération en présence de son très savant collègue M. Cullerier, qui penche également pour une hématocèle. Une ponction exploratrice doit être tentée tout d'abord, afin d'établir nettement le diagnostic. M. Ricord, avant de la pratiquer, annonce à l'auditoire qu'au lieu d'une hématocèle qu'il présume encore fortement, il ne serait pas impossible que le trois-quarts rencontrât une tumeur encéphaloïde. La ponction est faite rapidement au point classique ; c'était, il est vrai, assez indifférent ici, puisqu'on savait le testicule en haut et en dehors, mais enfin pas une goutte de liquide quelconque ne se présente d'abord à l'extrémité libre de la canule ; bientôt il sort quelques gouttes d'un sang parfaitement rutilant qui indique clairement l'ouverture d'un petit vaisseau. Une poche hématique ne pouvait contenir du sang en cet état ; d'ailleurs le trois-quarts est évidemment logé dans un tissu solide. La canule est alors retirée, et une incision pratiquée depuis l'anneau inguinal externe jusqu'au sommet de la bourse. Le scrotum, incisé seul d'abord, est sain ; la tumeur apparaît avec une membrane d'enveloppe blanche, fibreuse ; le bistouri la traverse, et tombe dans un tissu blanchâtre, homogène, solide. Il n'y a plus de doute, l'ablation complète doit être faite.

Par une dissection rapide, le cordon se trouve isolé, serré entre les mors de la grande pince ad hoc, incisé au-dessous, et la tumeur est alors rapidement enlevée. Un peu de tissu douteux, qui apparaissait en nappe au fond du scrotum, est enlevé à son tour par précaution ; c'était simplement, à l'inspection, un peu de tissu cellulaire induré et infiltré. La ligature de chaque vaisseau est faite séparément, la plaie réunie par six serre-fines, et le malade reporté à son lit, avec une compresse trempée dans l'eau froide sur les bourses. — Tilleul sucré, bouillons ; application sur les bourses de compresses trempées dans l'eau froide et renouvelées toutes les dix minutes.

Examen de la pièce :

Une tumeur assez régulière, arrondie, lourde, de la dimen-
sion d'un gros poing, de 25 centim. de circonférence, enveloppée
partout d'une membrane blanche, fibreuse, est suspendue à
l'extrémité d'un cordon sain, et coupé à 3 centim. 1/2 de son
insertion à la tumeur. Immédiatement au bas du cordon, au-dessus d'une saillie ovoïde, longue de 6 centim., large de 3, qui
représente, comme nous le verrons, le testicule recouvert d'une
membrane fibreuse, s'aperçoit un kyste du volume d'un œuf de
pigeon, à parois assez transparentes, à contenu jaunâtre, parfaitement liquide et non visqueux, sans la moindre parcelle solide.
Ce kyste, qui domine le testicule, paraît donc parti de la tête de
l'épididyme, et c'est ce que la dissection montra plus tard.

Le cordon examiné laisse apercevoir en arrière le canal déférent sain, qui descend directement sur la paroi interne de la
tumeur, au-dessous de la tunique fibreuse commune du cordon
et du testicule ; cette tunique fibreuse, fortement hypertrophiée,
sauf sur le cordon, paraît former elle-même l'enveloppe de toute
la masse. Cette enveloppe, qui se détache de la fin du cordon,
est, en effet, partout uniforme, continue à elle-même ; disséquée au niveau du canal déférent, et rejetée en arrière, elle
permet de voir la portion tortillée du canal immédiatement appliquée sur la tumeur, dont pourtant elle est encore séparée par
une paroi fibreuse et lisse.

Après un trajet de 4 centim. sur la paroi interne de la tumeur,
restant toujours à 1 centim. de distance du bord testiculaire,
cette portion flexueuse du canal déférent s'arrête brusquement
par un petit crochet, et il est impossible de lui trouver une
continuation vers la pointe de la saillie testiculo-épididymaire.
En voulant inciser la membrane fibreuse sous-jacente, on tombe
dans le tissu morbide, sans pouvoir y entrevoir la moindre trace
de canal déférent.

La saillie ovoïde, longue de 6 centim., large de 3, que nous avions supposée avec raison, tant avant qu'après l'opération, appartenir au testicule, est à son tour débarrassée des membranes qui l'enveloppent; elles sont à son niveau très épaisses, de plus d'un millimètre, et constituées par la tunique fibreuse commune et la vaginale confondues. La vaginale pariétale et la vaginale testiculaire sont elles-mêmes un peu adhérentes, mais on peut les séparer assez facilement par la dissection, de même qu'on désunit la vaginale pariétale d'avec la tunique fibreuse; dessous la vaginale réfléchie, est l'albuginée, saine, normale, renfermant une substance testiculaire d'une parfaite intégrité, d'un gris rose, légèrement jaunâtre. Ce testicule, plaqué sur la paroi supérieure antéro-externe, pourrait en être séparé complètement par une dissection un peu fine. Continuant la dissection des enveloppes en haut et en arrière, et les rejetant dans ce sens, nous apercevons bientôt l'épididyme, dont la tête, restée saine, haute d'un centimètre, vient coiffer la partie supérieure du testicule, et fournit par sa partie supérieure interne, le kyste dont nous avons parlé. Le corps d'Highmore n'a subi aucune altération. Après un court trajet, l'épididyme, jusque-là disposé normalement autour du testicule, s'en éloigne à plus d'un centimètre et s'aplatit d'une façon très notable. On suit pourtant facilement ses canaux flexueux, parfaitement continus à eux-mêmes, dans une direction curviligne, jusqu'à la partie inférieure du testicule. L'épididyme décrit, en un mot, obliquement, sur la paroi externe de la tumeur, un arc de cercle dont la corde mesure 8 centim. d'étendue; le quart supérieur est arrondi, les trois quarts inférieurs aplatis, même la queue.

La dissection la plus attentive, comme nous l'avons déjà indiqué à propos du canal déférent, ne permet pas de retrouver la moindre continuité entre la queue épididymaire et la terminaison du canal déférent. Il y a entre elles une distance de 3 centim., où l'on ne trouve absolument que la paroi lisse de la tumeur : il semble donc que le tissu morbide ait, pour ainsi dire, séparé par un arrachement les deux organes. C'est là une supposition possible, quoique difficile à admettre ; ou bien il faut alors accepter que cette solution de continuité tient au développement primitif de la maladie immédiatement en dehors de la queue épididymaire (restée intacte quoique aplatie), dans la naissance du canal déférent.

Quant à la tumeur elle-même, fendue sur sa partie antérieure, entre la terminaison du canal déférent et la queue de l'épididyme, jusqu'en bas, elle présente deux surfaces symétriques, hautes de plus de 9 centim. sur un diamètre transversal commun de 15 centim. 1/2. La coupe est d'un blanc nacré, légèrement jaunâtre, avec un piqueté rougeâtre peu abondant, représentant l'ouverture des vaisseaux. On distingue sur cette coupe deux sortes de tissus, pour ainsi dire : un plus blanc jaunâtre, prédominant, formant des masses arrondies, à centre un peu plus saillant (depuis l'incision), occupant surtout les parties supérieure et circonférentielle de la coupe ; masses séparées ou mieux reliées par un tissu plus gris bleuâtre, à stries fibreuses plus prononcées, constituant principalement le centre de la coupe, c'est-à-dire la partie postérieure de la tumeur non ouverte. Ces deux tissus sont assez peu vasculaires, mais jouissent d'une certaine élasticité, le dernier particulièrement ; ils crient l'un et l'autre sous la pointe du bistouri, et fournissent un peu de suc blanchâtre.

M. Ricord, qui a vu la coupe de la tumeur immédiatement après l'opération, se demande s'il n'y avait pas là les caractères, quoique médiocrement tranchés, d'un encéphaloïde à l'état de crudité.

M. le Dr Robin, qui avait bien voulu se charger de soumettre la tumeur à l'examen microscopique, préjugea, à la simple vue, qu'il ne trouverait pas de cancer. Voici les renseignements qu'il m'a communiqués. Tumeur composée entièrement des quatre éléments suivants :

1° Trame de fibres de tissu cellulaire, représentant environ le tiers de la masse du tissu ; ne sont pas disposées en faisceaux, mais écartées les unes des autres et entre-croisées.

2° et 3° Une quantité considérable de matière amorphe, parsemée de granulations moléculaires grisâtres et d'une notable quantité de granulations graisseuses, assez abondantes pour être cause de la teinte jaunâtre du tissu.

4° On y trouve enfin des capillaires peu nombreux sans altération aucune.

Il ne s'y trouve pas trace d'autres éléments, tels que ceux de l'épididyme par exemple, etc.

Le 30 juillet. Plaie parfaitement cicatrisée, scrotum rétracté, mais simulant encore un peu l'état normal ; rien dans les ganglions, marche facile ; aucune douleur en quelque point que ce soit.

Le 3 août, exeat.

Revu le 18 septembre, ce malade est très bien et n'offre pas la moindre apparence de récidive.

Tumeurs fibreuses ; par Curling (*Traité des maladies du testicule,* 1857, pag. 604).

On conserve, au musée du Collège des chirurgiens, la coupe d'une tumeur fibreuse du scrotum qui pesait 11 kilogr. et avait 69 centim. de circonférence, on l'avait trouvée sur le cadavre d'un homme de 75 ans.

Paget a décrit deux cas de fibromes des bourses, qu'il a eu l'occasion d'observer à l'hôpital Saint-Barthélemy, l'un sur un homme de 74 ans, dont la tumeur, enlevée après la mort, pesait 11 kilogr. 1/2, l'autre sur un homme de 70 ans, dont la tumeur était également très volumineuse, et qui succomba aux suites du sphacèle et des hémorrhagies dont elle devint le siège.

— Le Dr Mott, des Etat-Unis, a enlevé une énorme masse fibreuse du scrotum sur un homme de 73 ans. Cette masse donnait aux bourses un volume douze à quinze fois plus considérable qu'à l'origine, et se composait de plusieurs tumeurs d'une dureté pierreuse et d'une grosseur variant depuis celle d'une amande jusqu'à celle d'un gros pois ; elles étaient toutes de couleur blanche, et au niveau de deux ou trois, plus grosses que les autres, les téguments, ulcérés depuis plus d'un an, fournissaient un pus fétide, mélangé avec une matière blanche qui ressemblait à du mortier. La maladie datait de plus de 20 ans et s'était accrue insensiblement par la production de tumeurs nouvelles, à mesure que le scrotum avait augmenté de volume. On enleva toute la masse et le malade guérit ; trois ans plus tard, il jouissait d'une parfaite santé.

M. O'Ferral a fait l'ablation d'une grosse tumeur analogue sur un homme de 44 ans, à l'hôpital Saint-Vincent, de Dublin. Ce malade était épuisé par les hémorrhagies répétées que fournissait une ulcération de la surface de la tumeur ; il guérit de l'opération, mais mourut phtisique quelques mois plus tard. D'après la description, il me paraît probable qu'elle s'était développée primitivement dans le cordon spermatique.

En résumé. — L'étiologie des fibromes de la vaginale est fort obscure. L'un annonce une blennorrhagie, un autre invoque un froissement du testicule, outre ces deux accidents le malade de Poncet aurait eu une poussée rhumatismale.

La syphilis n'est notée dans aucune observation. Le plus souvent, ces fibromes se sont montrés sans cause appréciable.

Ils paraissent débuter à la période moyenne de la vie, de 30 à 50 ans, cependant dans le cas de Baizeau la tumeur aurait commencé à 16 ans, à 18 ans dans celui de Holmes, et le malade de Hilton avait à 30 ans une tumeur du volume des deux poings. Il est souvent difficile de savoir à quelle époque remontent ces productions; lorsqu'elles attirent, en effet, l'attention de ceux qui en sont porteurs, elles ont déjà un certain volume.

Les téguments du scrotum ne sont pas altérés, leur coloration est normale, ils sont mobiles, glissent à la surface des tumeurs, du moins tant qu'elles n'ont pas subi une désorganisation, un ramollissement.

Dans le cas de Poncet, la peau était tendue et sillonnée de grosses veines, mais, contrairement à la règle, l'augmentation de volume de la tumeur avait été très rapide.

Ces fibromes ont une surface quelquefois lisse et régulière, mais plus souvent bosselée, coupée de sillons qui la divisent en lobes, à contours sinueux. Leur siège varie, ils peuvent se développer en n'importe quel point de la vaginale. Ils jouissent d'une mobilité indépendante du testicule tant qu'ils ne lui sont pas unis par des adhérences, qu'ils ne l'englobent pas ou ne l'enserrent pas comme dans un anneau étroit. De consistance dure, ils peuvent, en augmentant de volume, dégénérer, s'infiltrer et se ramollir. Si on fait l'épreuve de la bougie, ils sont opaques. Au niveau des kystes qui les accompagnent parfois, on perçoit la transparence et la fluctuation. Les points de la vaginale non envahis par la tumeur donnent les mêmes sensations lorsqu'il y a hydrocèle concomitante. Dans ces cas, la ponction, en évacuant les liquides collectés, rend très apparentes les tumeurs et en facilite l'examen.

Les fibromes sont indolents par eux-mêmes et à la pression. Lorsqu'ils englobent le testicule, le doigt qui les presse réveille en un point la sensibilité particulière à cet organe et en indique par ce fait la situation. Si leur volume est un peu considérable, ils peuvent s'accompagner de douleurs névralgiques qui s'irradient dans l'aine et vers les lombes, Ils sont plus lourds qu'une hydrocèle ou une hématocèle de même volume, et leur poids provoque un tiraillement du cordon qui augmente dans la station, debout prolongée ; il s'ensuit une gêne pour la marche et les exercices.

Leur développement est lent mais continu, comme celui des autres tumeurs fibreuses. Avec les années ils acquièrent des proportions considérables. Dans le cas de Mott le scrotum était douze à quinze fois plus volumineux qu'à l'origine. Après la mort du malade, Paget a enlevé une tumeur du poids de 11 kilogr. 1/2. Au musée du Collège des chirurgiens de Londres, on conserve un fibrome qui pesait 11 kilogram. et avait 69 centim. de circonférence. Ces tumeurs, qui commencent à l'âge adulte, n'arrivent à un si gros volume qu'à une époque avancée de la vie. Le malade de Mott avait 73 ans, celui de Paget 74, et le porteur du fibrome du Musée 75 ans. Le cas de Poncet fait exception, la tumeur avait au mois de mai 1885 le volume d'une noix, au mois de juillet de la même année elle avait acquis les dimensions du poing et au mois d'octobre le volume d'une tête d'enfant. Cette rapidité de développement tient sans doute à sa structure particulière, elle contenait, en effet, des amas de cellules connectives à dispositions variées, à gros noyaux très visibles et de formes indéterminées, etc. Dans la première observation de M. Tédenat, la tumeur se développe lentement pendant 2 ans 1/2 et augmente rapidement de volume dans les six derniers mois. Comment interpréter ce fait ? Il nous semble plausible d'admettre qu'au début le fibrome existait seul et, comme les tumeurs de même nature, s'accroissait lentement, dans les six derniers mois il s'est produit de l'hydrocèle et la tumeur est devenue rapidement volumineuse. Dans la seconde observation de M. Tédenat la tumeur s'est développée avec une rapidité inaccoutumée pour un fibrome ; à la coupe elle avait l'aspect nacré et fibroïde, mais la portion centrale sur un rayon égal à celui d'une grosse noix avait une consistance un peu plus charnue et une coloration rougeâtre avec un semis de points hémorrhagiques.

Ces fibromes s'enflamment quelquefois quand ils sont volumineux : cette terminaison a pour effet de les œdématier, ils deviennent plus gros, douloureux, les téguments du scrotum, distendus, contractent des adhérences avec eux, s'amincissent et quelquefois s'ulcèrent. La plaie, qui fournissait du pus fétide dans le cas de Mott, saigne facilement, et ces hémorrhagies peuvent entraîner la mort. Le malade de O'Ferral était épuisé par les pertes de sang, le second malade de Paget succomba au même accident.

Quoi qu'il en soit, le trait le plus saillant de l'histoire des fibromes est leur bénignité, c'est-à-dire la lenteur de leur marche, l'absence de propagation ganglionnaire et d'infection générale. Cependant les fibromes sont considérés comme des tumeurs qui récidivent, mais il s'agit toujours d'une récidive locale par continuation, qu'on peut à bon droit rapporter à l'insuffisance de l'intervention chirurgicale. Plus de sept ans après l'opération, M. Tédenat a revu un de ses malades en parfaite santé et sans aucune apparence de récidive. Le caractère bénin de ces tumeurs rend leur pronostic peu grave par lui-même ; mais souvent leur ablation entraîne le sacrifice du testicule. Disons enfin que le fibrome peut, après une longue période, se transformer en sarcome, et nous en citerons un exemple concluant au chapitre des tumeurs mixtes. On a vu aussi, en d'autres régions il est vrai, le fibrome récidiver sous forme de sarcome.

Quand on examine ces tumeurs après leur ablation, on les voit entourées d'une membrane fibreuse, épaisse, très adhérente au tissu morbide, envoyant des prolongements entre les différents lobules. Leur tissu est dur, élastique, d'un blanc jaunâtre ou d'un gris bleuâtre, il résiste à l'ongle, crie sous le scalpel. Leur coupe est lisse, les fibres s'y distinguent par leur blancheur et leur aspect nacré. Ces masses sont composées de tissus fibreux, dont les fibres très serrées sont disposées en faisceaux parallèles ou entrelacés. Il n'y a pas de fibres élastiques. Dans les plus grosses tumeurs, le tissu cellulo-fibreux est lâche, infiltré de sérosité. Une des tumeurs observées par Poisson renfermait une petite quantité de graisse qui lui donnait une teinte grisâtre. Curling rapporte que dans certains cas on a trouvé du cartilage et de la matière calcaire mélangés au tissu fibreux, et John Ker (de Canton) a enlevé une tumeur présentant çà et là la structure du tissu osseux. La première tumeur de M. Tédenat présentait un noyau myxomateux au voisinage de son insertion sur la tunique vaginale ; à la surface de la seconde proéminait une excroissance atteinte de dégénération colloïde.

Les vaisseaux sont ténus et peu nombreux, mais ils étaient assez abondants dans la trame cellulo fibreuse qui servait d'enveloppe au fibrome extrait par Baizeau.

Des granulations d'un pois à une lentille accompagnent parfois les tumeurs principales. Ces nodules peuvent donner l'idée du début de ces tumeurs. D'abord isolées ou réunies par un tissu cellulaire lâche, ils se rapprochent, se groupent, puis en grossissant se confondent comme le démontre la texture lobulée de ces productions. A leur côté on a trouvé dans certains cas des kystes de la tête de l'épididyme.

Le testicule et l'épididyme sont sains, mais quand la tumeur a des rapports intimes avec la queue de l'épididyme, le canal déférent est interrompu. Dans le second cas de M. Tédenat, la tumeur a dû prendre naissance dans l'épaisseur du repli correspondant à l'insertion normale de la tunique vaginale ; en se développant elle a comprimé les organes voisins au point que le canal déférent a disparu sur un trajet de 2 ou 3 centim. et qu'il n'existe que des vestiges du corps de l'épididyme. On a observé enfin une légère hypertrophie du canal déférent tenant à la résistance qu'il est obligé d'offrir par rapport au poids de la tumeur.

« Importante serait, dit Klebs, la démonstration de ce fait que le crémaster, même à l'état d'atrophie, va sur la face externe de la tumeur, mais je ne l'ai trouvée nulle part ». Ce serait là un bon signe de tumeur primitive de la vaginale. Or dans l'observation de Poisson, que nous avons rangée parmi les tumeurs primitives de la vaginale, nous lisons : « Du côté de sa face anté-rieure ou externe, la tumeur est recouverte par le tissu cellulaire extra-vaginal et par quelques fibres du crémaster ».

Le diagnostic de fibrome de la vaginale paraît ne jamais avoir été fait, on n'a reconnu exactement la nature de ces tumeurs et leurs rapports avec la séreuse que pendant l'opération.

On pourra cependant distinguer ces fibromes des tumeurs de l'épididyme et du testicule lorsqu'ils auront une mobilité indé-pendante de ces organes, lorsqu'ils seront assez détachés d'eux.

Nous avons vu dans le cas de Baizeau la tumeur envelopper le testicule et se mouler sur lui en laissant une partie de ses faces latérales libres. Aucune tumeur du testicule ne revêt un pareil caractère.

Les néoplasies de l'épididyme respectent rarement le testicule, on s'en souviendra dans les cas semblables à ceux de Ricord, de Heath, de Poncet, où la tumeur située en arrière du testicule paraissait confondue avec l'épididyme.

Le développement lent et continu de ces tumeurs, le volume considérable qu'elles peuvent acquérir, l'absence de lésions du côté opposé, les distinguent de l'épididymite tuberculeuse ou syphilitique.

Curling pense qu'il faut différencier de l'éléphantiasis du scro-tum ces fibromes devenus énormes, mais l'état de la peau ne permet pas la confusion.

Il faut opérer de bonne heure ces tumeurs. Si on attend, elles augmentent de volume et peuvent contracter des rapports si étroits avec les organes génitaux que la castration deviendra nécessaire. En outre, elles sont susceptibles d'acquérir un développement colossal, et on est alors obligé, pour les enlever, de faire des déla-brements considérables, l'opération en est très aggravée. Enfin elles peuvent dégénérer en sarcome ; on n'est d'ailleurs jamais absolument sûr de ne pas confondre un fibrome avec un sarcome ou un fibro-sarcome, et tout le monde sait qu'on n'a de chance de succès contre ces néoplasies qu'en les extirpant de très bonne heure.

Le chirurgien fera tous ses efforts, à l'exemple de Ricord et de M. Tédenat, pour sauver l'organe séminifère, il le libérera de ses adhérences avec la tumeur ; mais lorsque l'union sera si intime qu'on ne pourrait la détruire qu'au prix de désordres compromettant la vitalité de l'épididyme cu du testicule il faudra pratiquer la castration.

En cas de récidive, il faudra opérer dès la réapparition du mal.

CHAPITRE III

Sarcomes.

Nous citerons d'abord les cas de sarcomes développés primitivement dans la tunique vaginale sans lésion apparente du testicule, de l'épididyme ou du cordon.

Sarcome de la tunique vaginale chez un enfant ; par le Dr Aug. REVERDIN ; examen histologique par le Dr A. MAYOR (*Revue méd. de la Suisse romande*. Genève, 1886, tom. VI, pag. 205).

Le 22 novembre 1884, mon ami le Dr Julliard, de Chatillon, m'adresse un enfant de 7 ans dont voici l'histoire :

Né de parents sains, encore vivants, il présentait à sa naissance une persistance du canal vagino-péritonéal des deux côtés. Il se produisit bientôt à gauche une hernie pour laquelle il porta durant quatre années un bandage ; la hernie ne reparaissant plus, on supprima le bandage. A droite, l'enfant ne subit pas de traitement, aussi observe-t-on une pointe de hernie de ce côté.

Sa santé générale a toujours été bonne ; mais un beau jour, son père, voulant le soulever, remarqua une tumeur dure, grosse comme un petit œuf. Pensant que la hernie s'était reproduite, il le conduisit chez M. Demaurex pour lui acheter un nouveau bandage. Notre habile fabricant reconnut bien vite qu'il s'agissait d'autre chose que d'une hernie et adressa l'enfant à un médecin de la ville, lequel prescrivit une pommade et deux mois d'expectation.

La tumeur continuant à s'accroître, le Dr Julliard, de Chatillon, fut consulté. Après avoir soigneusement analysé le cas, il pratiqua une ponction exploratrice, laquelle donna issue à un liquide jaunâtre, épais comme du blanc d'œuf, un peu teinté de sang. Comme mon avisé confrère me le disait dans sa lettre, le diagnostic était délicat, il ne s'agissait pas d'un cas ordinaire.

Voici en somme ce qu'on observait : une tumeur arrondie, grosse comme un œuf, occupait le canal inguinal gauche, puis se continuait par un canal légèrement plus étroit, elle reprenait peu à peu du volume, jusqu'à dépasser celui d'un citron. La peau du scrotum, distendue, luisante, présentait une abondante vascularisation et une rougeur dont l'intensité s'accentuait principalement vers l'extrémité libre de la tumeur ; là il se voyait la trace de la ponction, entourée d'une mince zone de sphacèle superficiel. De la verge, complètement effacée, on ne découvrait que le prépuce, d'aspect ombiliqué. La tumeur dans son ensemble faisait une forte saillie en avant, en dehors et en haut, comme on l'observe pour les hydrocèles volumineuses.

La palpation donnait un sentiment vague de fluctuation ; ce n'était point l'empâtement de l'épiplocèle, ni la rénitence ou la résistance qu'on rencontre dans les hernies ou les sarcocèles ; c'était une élasticité un peu dure qu'on pouvait attribuer à la distension de la vaginale.

Vers le col de la tumeur, on sentait plus distinctement la présence d'un liquide. En soupesant la tumeur, on la trouvait plus lourde qu'une hydrocèle de même volume.

Le testicule était impossible à sentir, et l'enfant trop jeune pour indiquer si la douleur qu'on provoquait en appuyant sur différents points était la douleur testiculaire.

Je trouvai la transparence à peu près égale partout, nulle part absolue, nulle part faisant défaut ; elle était un peu plus accentuée dans la partie supérieure, là où nous sentions également une fluctuation plus nette qu'ailleurs. Ce n'était pas, en somme, la belle transparence qu'on rencontre généralement dans les hydrocèles d'enfants.

Le Dr Julliard nous avait prévenu que le liquide retiré par lui n'était ni très fluide, ni très limpide, et encore n'avait-il pas changé de nature depuis la ponction ? Un certain degré de sensibilité et de chaleur de la région pouvait le faire craindre ; la température axillaire n'était cependant que de 37°,5, le pouls normal, enfin, l'état général ne paraissait pas en rapport avec une suppuration de quelque importance.

En face de ces symptômes, il fallait bien songer à autre chose qu'à l'hydrocèle simple. Dans quel état était ce testicule qu'on ne sentait ni ne voyait ? Le père, en levant son enfant, avait-il froissé l'organe, et un léger épanchement sanguin était-il venu se mêler à une hydropisie préexistante de la vaginale ? N'avions-nous pas plutôt une faible couche de liquide recouvrant un organe malade ? Ce testicule de 7 ans était-il tuberculeux, sarcomateux ? J'avoue ma perplexité ; mais comme il faut toujours, selon moi, énoncer un diagnostic, quitte à en revenir, je posai le suivant, qui fut partagé en tant qu'hypothétique par le professeur J.-L. Reverdin : Sarcome ou encéphaloïde du testicule avec léger épanchement symptomatique.

Il n'en était rien ! les enveloppes scrotales incisées (elles étaient plus ou moins adhérentes entre elles), je tombai sur une masse gélatiniforme grisâtre, et fus tout d'abord porté à croire le diagnostic d'encéphaloïde confirmé ; mais la masse changeait presque subitement d'aspect ; elle devenait d'un superbe jaune ambré et s'énucléait le plus aisément du monde de la cavité vaginale ; le bistouri n'était pas nécessaire, les doigts suffisaient amplement. Personne n'hésita à prendre cette grosse masse tremblotante de couleur vive, et pour ainsi dire indépendante de la paroi, pour un gros caillot de fibrine, reste probable d'une hématocèle, caillot en voie d'organisation, comme en témoignaient les jeunes vaisseaux qu'on apercevait à sa surface et qu'on pouvait suivre à une certaine profondeur dans son intérieur. Cependant une chose m'intriguait : le sang qui se déverse dans la vaginale n'a pas généralement cet aspect ; il est, au contraire, de couleur foncée, brunâtre, et, lorsqu'on incise, ce n'est jamais un caillot jaune d'ambre qu'on rencontre, mais bien plutôt des couches superposées de fibrine d'aspect grisâtre. Il est vrai que, chez les enfants, l'hématocèle est loin d'être commune ; pour ma part, je n'en ai jamais rencontré. Il m'était donc permis de me demander si, chez un très jeune sujet, les choses ne pourraient pas se passer comme elles paraissaient s'être passées, à en juger par la substance que nous avions sous les yeux. L'histologie seule pouvait décider.

Quant à la vaginale, elle était congestionnée, violacée et saignait assez facilement, mais on sentait et voyait nettement le testicule ; il avait sa consistance et son volume normaux et était absolument indépendant de la tumeur.

J'ajouterai encore qu'à la partie supérieure, là où nous avions noté une fluctuation plus nette et une transparence plus grande, se trouvait, en effet, une certaine quantité (environ 20 gram.) d'un liquide trouble, analogue à celui qu'avait fourni la ponction. Après avoir frotté l'intérieur de la poche avec la solution phéniquée forte, je plaçai deux drains et suturai.

L'opération dura quatorze minutes ; c'est dire qu'elle n'offrit aucune difficulté ni complication.

Pansement de Lister.

De retour chez moi j'interrogeai la littérature afin de me renseigner sur les particularités que peut revêtir l'hématocèle chez les enfants. Je ne trouvai rien de digne d'être signalé.

En revanche, je lus avec une certaine satisfaction les lignes suivantes dans la pratique journalière de la chirurgie d'A. Richard : «Cliniquement l'étude de l'hématocèle doit suivre celle du cancer du testicule. Il n'existe pas deux maladies qu'on soit plus exposé à confondre, et, dans un tiers des cas au moins, l'opérateur, même au moment où il prend le bistouri, n'est pas fixé sur le diagnostic et doit attendre l'incision des premières couches pour prendre son parti ».

La plaie eut tout d'abord l'aspect d'une plaie qui va se réunir par première intention ; mais peu à peu une partie s'écarta et il se fit un peu de sphacèle dans la profondeur ; puis les bords se réunirent lentement, mais seulement en partie, par seconde intention. L'état général, sans rien avoir de directement important, n'était pas brillant, l'appétit irrégulier ; de temps à autre de la fièvre.

Ce fut dans ces conditions que la mère, impatiente de rentrer chez elle, emmena son enfant. Je viens de transcrire ici l'observation telle que je l'écrivis à ce moment. Voici ce qui se passa par la suite : Les choses allèrent petitement pendant le mois de décembre ; j'appris que le gonflement reparaissait.

On me ramena le malade en janvier. Il n'y avait plus d'illusion à garder ; le scrotum, plus gros que jamais, était transformé en une tumeur se prolongeant du côté du ventre et présentant tous les caractères cliniques du sarcome. La plaie, qui ne s'était jamais complètement cicatrisée, bourgeonnait fortement. Etat général mauvais, appétit nul, fièvre hectique.

Comme je le disais tout à l'heure, en face des caractères bizarres que présentait la masse enlevée que j'ai décrite, il fallait tout attendre de l'histologie et de la marche clinique de l'affection. On vient de voir ce que cette dernière amena ; quant à l'examen histologique, il fut conforme.

Lorsqu'il arrive au chirurgien de faire deux diagnostics, l'un avant, l'autre après l'opération, c'est en général ce dernier qui a le plus de chance d'être le meilleur, les raisons s'en comprennent aisément. Dans le cas que j'analyse, c'est précisément le contraire qui s'est produit ; croyant avoir affaire à une tumeur encéphaloïde ou sarcomateuse, j'opère, et, lorsque je vois le contenu de la vaginale, contenu d'aspect nouveau pour moi, je change d'opinion et je pense à un résidu d'hématocèle, le microscope et la marche ultérieure de la maladie m'ont remis dans le bon chemin. En effet, après quelques mois de survie durant lesquels il alla s'amaigrissant, tandis que la tumeur s'accroissait de plus en plus, le petit malade finit par mourir absolument cachectique.

Je publie cette observation pour mettre mes confrères à l'abri de semblable méprise et leur éviter l'ennui qu'on éprouve toujours à poser un pronostic favorable, alors que les événements prouvent bientôt le peu de fondement de la prophétie A. R.

La masse d'aspect gélatineux, provenant de l'opération ci-dessus mentionnée, n'est autre chose qu'un sarcome, dans la plus grande masse duquel les cellules sont dissociées par le passage de la substance intercellulaire à l'état muqueux.

I. Sur les coupes les plus caractéristiques, on voit, à l'œil nu, après coloration au picro-carmin, des bandes plus foncées que le fond de la préparation, qui, par leur entrecroisement, dessinent des polygones, des losanges irréguliers.

A un faible grossissement, ces bandes se montrent composées de cellules, dont les noyaux, vivement colorés, fort rapprochés les uns des autres, paraissent tous allongés parallèlement à l'axe du tractus, tandis que, dans les espaces inscrits, les noyaux, beaucoup plus disséminés, n'offrent aucun arrangement régulier.

Un grossissement plus considérable donne la clef de cet aspect. Les bandes limitantes sont, en effet, formées de sarcome fasci-culé, à cellules volumineuses, ovoïdes ou fusiformes, dont les noyaux et les nucléoles offrent la netteté habituelle dans cette sorte de tumeurs; mais, déjà dans ces bandes, principalement sur leurs bords, la substance intercellulaire se rencontre tantôt sous la forme de tractus fibreux, teints en rose par le carmin, tantôt, et le plus souvent, sous l'aspect d'une matière amorphe, muciforme, presque incolore.

C'est dans cette matière, devenue plus abondantes que se trouvent noyés les éléments des aires inscrites dans les figures losangiques. Les cellules se montrent alors, tantôt pourvues de beaux prolongements, tantôt sphéroïdales. Leur protoplasma se colore parfois en jaune rosé par le picro-carmin; mais, en général, il renferme des granulations graisseuses, même de véritables gouttelettes. La tumeur est donc typique : sarcome, elle tend à passer au myxome, elle incline vers la surchage adipeuse de ses cellules.

II. Quant aux vaisseaux, parfois ils courent au milieu d'une bandelette fibreuse. Mais, le plus souvent, et particulièrement pour ceux d'un certain calibre, leur paroi est entièrement sarcomateuse; elle ne se distingue plus du tissu ambiant; le vaisseau est un canal creusé à même dans la masse néoplasique, et les globules sanguins ne sont séparés de celle-ci que par une simple couche de cellules plates. Encore, en certains endroits, le sang s'étant coagulé, le tissu ambiant semble-t-il pénétrer dans le caillot sous forme d'une sorte de pédicule.

Ailleurs, il s'est fait une hémorrhagie, et, suivant sa date plus ou moins reculée, ce sont, tantôt des globules rouges intacts que l'on rencontre dans le tissu de la tumeur, tantôt des granulations ou des cristaux hématiques, déposés soit dans la substance intercellulaire, soit dans les cellules elles-mêmes.

Enfin il arrive parfois que, dans les vaisseaux d'un certain calibre, la région qui représente la paroi disparue est parcourue par de nombreux vasa vasorum.

En résumé, la masse gélatineuse retirée de la tunique vaginale du petit malade est un simple sarcome fasciculé, passant, dans une grande étendue, à la forme myxome. A. M.

Cancer de la tunique vaginale, par le Dr DUDON (*Bordeaux médical,*
1873, pag. 259).

Le cancer de la tunique vaginale est rare, aussi en signalons-
nous un cas, dans le service du professeur Oré. C'est un cordier,
de 41 ans, entré salle 10, le 9 juillet, qui nous le présente.
Depuis longtemps, l'âge de 15 ou 16 ans, ce malade était atteint
d'une hernie inguinale gauche, qui lui occasionnait, parfois, des
coliques et nécessitait le port d'un bandage. Trois mois environ
avant son entrée, en sautant d'une charrette, cet homme res-
sentit une douleur dans la partie gauche du scrotum ; il ne peut
pas dire, si, à ce moment, il y constata une grosseur anormale.
Quoi qu'il en soit, un gonflement de nature à attirer son attention, se montra en trois jours. Huit jours après, un médecin du
quartier, pensant avoir affaire à une hydrocèle, fait une ponction qui ne donne que quelques gouttes de sang ; à quelque
temps de là, M. Oré, appelé, diagnostique une tumeur de nature
maligne et conseille au malade de venir se faire opérer. Lorsque
nous voyons le malade, nous trouvons un homme dont les tissus
sont pâlis, mais qui a bonne santé. Seulement, nous constatons
dans le côté gauche du scrotum une tumeur du volume d'un
œuf de dinde, elle est gênante, mais non douloureuse, la peau
est sans changement de coloration, ses veines ne sont pas développées, elle glisse facilement sur les tissus profonds ; la tumeur,
appendue par un pédicule court et constitué par les éléments
du cordon uniformément gonflé et sans bosselures, paraît lourde ;
elle offre la forme de la tunique vaginale ; elle n'est pas transparente, mais résistante, élastique, lisse à sa surface ; cependant, le doigt, promené avec soin, trouve de petits points plus
dépressibles donnant la sensation d'enfoncements dans lesquels
on logerait la moitié d'un pois ou d'un grain de chénevis. Le
testicule est situé en arrière et sensible. Les ganglions abdominaux ne sont pas augmentés de volume.

5

Le diagnostic est quelque peu hésitant ; l'apparition, ou du moins, l'accroissement de la tumeur après un mouvement violent, sa forme, sa consistance, son indolence, sa régularité, la ponction antérieure, l'absence de ganglions abdominaux, l'état général, font croire à une hématocèle.

L'opération nous procure une surprise. A peine la peau est-elle incisée de haut en bas, qu'une tumeur solide vient se présenter entre ses lèvres, et s'énuclée facilement, en laissant le testicule et l'épididyme sains.

Cette tumeur, qui ne tenait pour ainsi dire à rien, ou dont les attaches étaient extrêmement fines, est ovoïde : elle est composée d'un tissu grisâtre, qui, à l'œil et au microscope, fournit les caractères du tissu cancéreux. La substance est parsemée de petits kystes, à contenu visqueux et clair; ce sont eux qui, placés à la surface, donnaient la sensation d'enfoncement que j'ai signalée. La cicatrisation de la plaie s'est faite rapidement, et le malade est complètement guéri (10 août).

Peut-être notre attention aurait-elle dû être mieux fixée pour cette sensation particulière de petites dépressions.

Une ponction, à défaut d'autres moyens, nous eût apporté un élément important de diagnostic ; mais on sait combien souvent ces ponctions sont suivies d'accidents graves, mortels même ; aussi ne doit-on prudemment les pratiquer qu'au moment où tout est disposé pour une opération.

Il faut reconnaître que la gravité des ponctions exploratrices est grande, surtout lorsqu'il s'agit d'une hématocèle : ce n'était pas ici le cas, malheureusement pour le patient ; il est aujourd'hui guéri de son opération, mais non de sa diathèse, fort probablement.

Cancer de la tunique vaginale ; par Curling *(Traité des maladies du testicule*, 1857, pag. 406).

Sir Everard Home rapporte le fait suivant. En décembre 1781,
un malade qui éprouvait une sensation de malaise dans le scrotum, s'aperçut que le testicule gauche était tuméfié et peu dur.
Un chirurgien, qu'il consulta aussitôt, diagnostiqua une hydrocèle et conseilla d'attendre, avant d'opérer, que la tumeur fût
devenue plus volumineuse. Cependant, cette tumeur augmenta
graduellement ; la douleur devint aiguë et la dureté plus grande.
Dans le mois de mars 1782, deux autres médecins consultés,
crurent à l'existence d'une complication et rejetèrent l'idée d'une
hydrocèle simple ; ils recommandèrent en conséquence au
malade de ne rien faire pendant quinze jours ou trois semaines,
au bout desquels ils verraient de nouveau. Dans l'intervalle
celui-ci s'adressa à un chirurgien connu pour s'occuper de ce
genre de maladies, qui fit deux ou trois ponctions comme pour
la cure palliative de l'hydrocèle, en assurant qu'il s'agissait bien
de cette affection. Mais les bons effets qu'on lui avait promis de
l'opération ne se réalisant point, le malade retourna vers son
premier chirurgien, avec une augmentation considérable de
l'inflammation, de la douleur et du gonflement. On appela
M. Hunter en consultation, et il fut résolu qu'on s'assurerait,
par une incision, de la véritable nature du mal, et qu'on agirait
alors en conséquence. On incisa donc, et on trouva que la
tumeur était constituée par la tunique vaginale épaissie contenant une substance granuleuse et gélatineuse. A cet aspect, on
jugea convenable d'enlever la tumeur tout entière, et on y
procéda sur-le-champ. On incisa également une portion de la
peau, qui était malade et adhérait à la partie antérieure de la
tumeur.

On vit alors que celle-ci était formée par la tunique vaginale épaissie que remplissait un caillot sanguin résistant, dépouillé en quelques points de sa matière colorante, ce qui lui donnait un aspect bigarré. Le testicule, qui se trouvait à la partie posté-rieure, était intact, et paraissait seulement un peu diminué de volume par suite de la compression que lui avait fait subir la matière disposée dans la cavité vaginale. La plaie se cicatrisa rapidement ; mais quelques mois après on vit paraître dans l'abdomen une tumeur qui augmenta ; puis le malade s'affaiblit, fut pris de fièvre hectique et mourut. A l'autopsie, on trouva dans la région lombaire gauche, des masses volumineuses qui remontaient jusqu'au diaphragme ; l'épiploon en formait une autre à laquelle l'estomac et l'intestin étaient adhérents ; le foie était farci de tumeurs de même nature que celles de la région lombaire : et le cordon spermatique, en dehors de l'abdomen, en était également rempli.

Sir A. Cooper a décrit un cas à peu près semblable à celui de Sir Everard Home.

Sarcome de la tunique vaginale ; par M. ADLER (*Semaine médi-cale,* 1894, pag. 315).

Un jeune homme de 19 ans, admis à l'hôpital israélite, avait une tumeur du scrotum, grosse comme un poing d'adulte, qu'il n'avait remarquée que trois semaines auparavant. La rapidité avec laquelle le volume de la tumeur avait augmenté, sa surface unie, sa transparence et la fluctuation nette qu'elle présentait me firent penser tout d'abord à un épanchement, mais le résultat négatif de la ponction exploratrice démontra qu'il s'agissait bien d'un néoplasme. En pratiquant l'extirpation de cette tumeur, je fus surpris de la trouver au-dessus, près de l'orifice externe du canal inguinal, le testicule et l'épididyme complètement intacts. A côté, se trouvaient encore deux noyaux sarcomateux gros comme des noisettes. J'enlevai le testicule et l'épididyme, et j'appliquai une ligature sur le cordon spermatique aussi haut que possible. Les tumeurs extirpées étaient des sarcomes à cellules fusiformes de la tunique vaginale. Huit semaines après l'opération, le malade succomba à des métastases sarcomateuses dans les ganglions rétro-péritonéaux.

Sarcome de la vaginale ; par Dr E. KLEBS (*Handbuch der pathologischen Anatomie*, 1876).

Tandis que les fibromes même très volumineux ne donnent pas lieu à des métastases, il n'en est pas de même pour une autre classe de tumeurs désignées sous le nom de sarcome diffus de la vaginale. Le cas de Graven en particulier est caractéristique. Un homme de 45 ans avait une tumeur des bourses, le testicule et la peau étaient libres. Cette tumeur était un sarcome. Quelques mois après, le malade mourut d'une maladie interne probablement de nature maligne.

Dans les observations qui suivent, il s'agit encore de sarcomes de la vaginale, mais non primitifs ; la lésion de la séreuse est consécutive à une néoplasie du testicule ou de l'épididyme.

Sarcome névroglique du testicule et de la tunique vaginale avec épanchement sanguin successivement pris pour une hydrocéle, puis pour une hématocéle; incision et résection de la tunique vaginale ; castration après examen microscopique ; par M. CAUCHOIS, interne des hôpitaux (*Bulletins de la Société anatomique de Paris*, 1872, XLVIIe année, 2e série, tom. XVII, pag. 289).

H... R..., âgé de 64 ans, est d'une taille un peu au-dessus de la moyenne, de constitution robuste. Il entre le 18 mai 1872 à Lariboisière, salle Saint-Louis, n° 10, pour une tumeur des bourses. Voici ses antécédents pathologiques ; 1° une blennor-

rhagie uréthrale à l'âge de 24 ans environ, compliquée d'épididymite ; 2° en 1869, une affection thoracique aiguë (?) de plusieurs mois de durée ; 3° vers le commencement de 1870, des
douleurs assez vives des membres inférieurs, paraissant avoir
coïncidé avec le développement de varices généralisées aux deux
jambes. En effet, des veines superficielles sont dilatées, et à la
face interne des deux tibias s'étend une vaste plaque de coloration brunâtre, au niveau de laquelle la peau est amincie. Il existe
un état variqueux très prononcé d'une branche externe de la
veine sous-cutanée abdominale, depuis son embouchure avec la
veine crurale, indice probable d'une oblitération veineuse profonde. Cet état des veines nous autorise à rapporter à une phlé-
bite antérieure, ou du moins à une thrombose veineuse, la
douleur que signale le malade. L'affection actuelle qui l'amène
à l'hôpital remonte à six semaines. La tumeur aurait débuté
brusquement, au dire du malade, à l'occasion d'un effort pour
soulever un fardeau.

Une douleur vive à la région inguino-scrotale droite et une
tuméfaction concomitante de la bourse du même côté en auraient
été les premiers symptômes. La douleur initiale fut assez pro-
noncée pour obliger le malade à un repos de plusieurs heures.
Depuis lors, il est toujours resté à l'aine une sensation de tension
douloureuse ; le lendemain, R... a pu reprendre, avec l'aide
d'un suspensoir, ses occupations habituelles. Le volume de la
tumeur a augmenté peu à peu, lentement. Nulle altération de
couleur à la peau.

Etat actuel. — Tumeur oblongue, ovoïde, recouverte de la
peau des bourses saine et mobile, occupant le testicule droit ; à
surface à peu près complètement lisse, sans bosselure, excepté
en avant et en haut, où la tumeur porte une sorte de diverticulum
arrondi, du volume d'une noix, à surface également lisse.

La consistance générale est une certaine élasticité sans mollesse, mais plutôt avec un léger degré de rénitence. On perçoit dans toute la masse la sensation de fluctuation, quoique un peu obscure en raison de la tension des parois ; la fluctuation est très évidente dans la petite tumeur ; cette dernière, d'ailleurs non réductible dans la glande, est transparente à la lumière de la bougie : le reste n'offre aucune transparence. Il n'y a actuellement aucune douleur spontanée, mais la pression digitale sur la partie postéro-inférieure semble éveiller une sensation douloureuse particulière.

En raison des antécédents d'épididymite blennorrhagique, du début brusque, de la marche rapide et des caractères objectifs de la tumeur, on pose le diagnostic : Hydrocèle par vaginalite subaiguë liquide.

Une ponction est pratiquée avec le trocart ordinaire dans la collection ; il en sort, non pas le liquide citrin, clair, qu'on espérait, mais quelques grammes d'un sang noir, entraînant avec lui plusieurs flocons d'un tissu mou, pulpeux, cérébriforme. Rapidement examiné au microscope après râclage, le tissu de ces petites masses floconneuses s'est montré composé des éléments suivants :

1° Une grande quantité de globules du sang décolorés ;

2° Nombre de corps arrondis ayant 6 ou 8 fois le diamètre des hématies et remplis de granulations arrondies ; en un mot, les éléments de la leucine ou corpuscules amyloïdes spéciaux ; enfin çà et là quelques cellules à noyaux brillants comme celles qui appartiennent au sarcome, et en offrant les divers caractères. De telle sorte que cette épreuve laissait encore indécise — l'hypothèse d'hydrocèle étant éliminée du fait — la question de savoir si l'on était tombé dans un épanchement appartenant à un sarcome testiculaire très mou ou dans une simple hématocèle ? En effet, la tumeur avait à peine diminué de volume et le noyau transparent se trouvait intact.

Bien au contraire, elle était devenue un peu plus volumineuse quand on en fit l'incision le 31 mai. Cette opération montra la cavité de la tunique vaginale remplie par du sang rouge-brunâtre, dont la collection devait être de date peu ancienne, accompagnée de concrétions d'aspect analogue aux débris pulpeux échappés par la première ponction, sous forme de flocons libres ou de fongosités adhérentes à la tunique, notamment sur sa portion testiculaire. La tunique vaginale elle-même était épaissie; le testicule paraissait indemne et occupait sa place normale. En conséquence, il semblait qu'on eût affaire à une hématocèle; toutefois la nature des productions spéciales que nous avons indiquées paraissait suspecte; et cette considération conduisit l'opérateur à réséquer une grande partie de la tunique vaginale malade, et à soumettre les végétations à une étude microscopique plus complète. Celle-ci fut faite dans le laboratoire de M. Ranvier par mon collègue Louis Thaon, qui eut l'obligeance de nous montrer ses préparations. Nous pûmes alors acquérir une conviction fondée en constatant la présence d'un véritable tissu sarcomateux avec des particularités et une disposition spéciales : 1° Dans la substance même de la tumeur, une certaine quantité de corpuscules dits amyloïdes appartenant à la variété qu'on n'aurait jusqu'ici rencontrée que dans les sarcomes mous ou gliomes des centres nerveux et dans les tissus jeunes, suivant M. Rouget ; 2° la substance cérébriforme était le siège d'une disposition bien caractéristique de ses éléments en ce que, de la paroi même de chaque vaisseau sanguin — et le tissu était riche en vaisseaux — s'étendait en rayonnant un stroma fibreux constitué par l'hyperplasie conjonctive de la tunique adventice; les travées ainsi formées dessinaient, en se réunissant et s'anastomosant entre elles, des espaces ou largeurs irrégulièrement arrondies, toutes remplies exactement par des cellules pâles, munies d'un ou plusieurs noyaux très réfringents à bords nettement dessinés, avec un ou plusieurs nucléoles; ces cellules, les

unes ovalaires, les autres arrondies, mesurent près de deux cen-
tièmes de millimètre de diamètre.

Çà et là, les vaisseaux sanguins renferment encore quelques
globules de sang. La masse de ce tissu forme une substance molle,
pulpeuse, d'aspect encéphaloïde, et présentant en un mot les
caractères extérieurs et histologiques de ce que Virchow a décrit
dans les centres nerveux sous le nom de gliome mou, tissu non
encore observé dans le testicule. M. Ranvier lui donne le nom de
sarcome névroglique.

Cette observation est un exemple remarquable de l'utilité clinique du microscope. En effet, à première vue, il semblait qu'on
n'eût là qu'une hématocèle, car les productions de la tunique
vaginale, sur lesquelles nous venons d'insister si longuement,
pouvaient être prises à l'œil nu pour des concrétions fibrineuses
dues à l'épanchement du sang ; de plus, le testicule, avons-nous
dit, semblait n'avoir pas participé à la maladie. De sorte que,
trompé encore par les commémoratifs et les renseignements du
malade, on eût pu s'en tenir à la simple résection de la tunique
vaginale, si le microscope, en révélant l'existence d'une affection
maligne, n'était venu commander en quelque sorte une opération
plus radicale, au prix même du sacrifice du testicule : la castration et la section du cordon le plus haut possible.

Cette dernière opération fut pratiquée le 7 juin par M. Verneuil.
En fendant la tumeur du testicule, on trouva, au lieu de ce dernier organe, un tissu blanc, d'aspect fibreux, de consistance
ferme, parsemé de trois ou quatre petits îlots d'une substance
morbide, réfringente, molle, pulpeuse, ayant absolument l'apparence encéphaloïde. Le cordon est infiltré d'une substance
gélatineuse, sorte d'exsudat plastique qui peut bien être le produit de l'inflammation consécutive à la première opération pratiquée le 31 mai pour obtenir la suppuration de la vaginale.

L'examen histologique de la tumeur testiculaire a eu le même
résultat que celui pratiqué sur les productions de la tunique

séreuse, de sorte qu'on peut comprendre l'évolution de l'affection toute entière comme un sarcome névroglique du testicule, compliqué d'une dégénérescence de même nature de la face interne de la tunique vaginale, sans continuité de tissu morbide entre la glande et la séreuse, cette dernière se complique elle-même d'un épanchement de sang assez volumineux pour attirer enfin l'attention du malade.

Quant à l'étiologie de cet épanchement, nul doute que le liquide n'ait été fourni par les vaisseaux du tissu morbide, dont la rupture pourrait avoir été déterminée par un effort considérable pour soulever une lourde charge. Reconnaissons toutefois que l'intervention de cette cause, probable dans le cas présent, n'est nullement nécessaire à l'interprétation des phénomènes.

M. RANVIER. — Ce fait est fort curieux. Après M. Verneuil, j'ai constaté, dans les produits de la décortication, l'existence de corps ronds amyloïdes sans corpuscules, semblables à ceux de l'amidon, et la présence de cellules étoilées. Jamais je n'ai pu voir à la lumière polarisée dans ces corpuscules amyloïdes que présentent le cerveau et la moelle, au-dessous de leur épendyme, les couches concentriques de l'amidon.

Ces petits corps sont contenus dans les cellules.

Les préparations de M. Thaon ont fait constater dans ce cas la structure des tumeurs dites gliomes par Virchow, tumeurs à myélocytes par M. Robin. Le nom qui leur convient le mieux est celui de tumeurs névrogliques. C'est une tumeur embryonnaire s'organisant dans le sens de la névroglie.

On y trouve, comme dans le cerveau, un tissu réticulé, composé de vaisseaux dilatés, de cellules très irrégulières, de cellules embryonnaires au milieu desquelles se trouvent disséminés de petits corps amyloïdes, comme on en observe souvent au-dessous de l'épendyme. C'est une tumeur d'un caractère grave, moins grave cependant que le sarcome embryonnaire. Ce sarcome névroglique, dont j'ai vu récemment un exemple recueilli dans

le service de Marjolin, peut récidiver sur place. La petite malade
de M. Marjolin avait été opérée quatre fois, les deux premières
extirpations avaient été faites par notre ancien collègue M. Pelvet.
Il est bien rare toutefois qu'elles se généralisent. En se guidant
sur l'examen microscopique de la tunique vaginale pour se
décider à pratiquer la castration, M. Verneuil a fait preuve du
véritable esprit chirurgical que peuvent seules donner, en anatomie pathologique, la science moderne et les acquisitions scien-
tifiques de l'avenir.

Sarcomes de la vaginale, par le Dr E. KLEBS (*Handbuch der
pathologischen Anatomie*, 1876).

Baum a observé un homme de 38 ans, qui présenta d'abord
une tuméfaction de l'épididyme et trois mois après du testicule.
A l'incision, on trouve une vaginale épaissie recouverte d'une
masse membraneuse brunâtre ; de cette vaginale naissaient des
masses bosselées qui étaient sarcomateuees, on fit la castration,
le testicule était sain, il y avait un sarcome de l'épididyme.

Kocher rapporte qu'un homme de 35 ans présentait une tuméfaction du testicule droit datant de trois semaines, un épididyme
gros, une vaginale formant une coque rigide et épaisse de
1 centim. La face interne de cette séreuse et la surface du testicule étaient recouvertes d'une pseudo-membrane veloutée très
rouge.

Cette dernière fut excisée. Après la cicatrisation de la plaie, il
apparut, avec des douleurs névralgiques, de nombreux sarcomes
hémorrhagiques à la peau et dans les organes internes.

De ces faits découlent les considérations suivantes :

Toutes les irritations locales, de quelque nature qu'elles soient,
sont susceptibles d'être invoquées comme origine des sarcomes.
Chez le malade de Reverdin, il y avait persistance du canal

vagino-péritonéal des deux côtés et une hernie à gauche ayant
nécessité pendant quatre ans le port d'un bandage. Le malade
d'Oré présentait aussi une hernie inguinale et portait un bandage
depuis 15 ou 16 ans. Le malade de Verneuil avait eu une
blennorrhagie uréthrale suivie d'épididymite. En réalité, la persistance de dipositions embryonnaires, les anomalies de développement, les traumatismes, les pressions répétées, agissent comme
causes prédisposantes locales et constituent des lieux d'élection
favorables au développement de l'agent infectieux cause probable
du mal.

Nous savons que les sarcomes se rencontrent à toutes les
périodes de la vie, et en effet nous voyons figurer dans les
observations précédentes les âges les plus divers (7, 19, 38,
40, 45, 55 et 64 ans).

L'état général des malades est noté comme bon. Cependant le
malade d'Oré avait des tissus pâlis, peut-être faisait-il partie de
cette catégorie de sujets atteints de sarcome, chez lesquels Hayem
a signalé une augmentation du nombre des globules blancs.

Les enveloppes scrotales conservent leur coloration normale,
saines et libres elles glissent à la surface de la tumeur. Mais dans
les cas où on a pratiqué une ou plusieurs ponctions et probablement à cause de l'inflammation consécutive, la peau du scrotum
est distendue, luisante, très vascularisée, de coloration rouge
intense, surtout au niveau des points ponctionnés, les enveloppes
scrotales sont plus ou moins adhérentes entre elles et au tissu
sous-jacent.

En quelques semaines ces sarcomes atteignent depuis le volume
d'un œuf jusqu'à celui du poing d'un adulte. L'accroissement
peut se faire par poussées coïncidant avec des hémorrhagies dans
le néoplasme ou dans la cavité vaginale.

Ces tumeurs reproduisent la forme de la cavité qu'elles occupent, elles sont oblongues et ovoïdes comme la vaginale; dans
le cas de Reverdin, où il y a persistance du canal vagino-péri-

tonéal; « une tumeur arrondie, grosse comme un œuf, occupe le canal inguinal puis se continue par un col légèrement plus étroit; elle reprend peu à peu du volume jusqu'à dépasser celui d'un citron ». Leur surface est lisse, elles présentent une résistance élastique, une légère rénitence, leur dureté devient plus grande si elles s'enflamment. D'habitude uniformes, elles sont parfois ramollies par place et à ce niveau on trouve des kystes.

Ces sarcomes sont en général indolents, les malades accusent à peine un peu de gêne, une sensation de malaise dans le scrotum. Cependant les ponctions peuvent amener une inflammation, cause de douleurs. Dans le cas de Verneuil, une douleur vive coïncide avec un effort suivi d'un accroissement rapide de la tumeur, cette dernière s'était déchirée en un point.

Si on fait l'épreuve de la bougie, ces tumeurs sont tantôt nettement, tantôt vaguement transparentes et parfois opaques. Quant à leur fluctuation, elle est souvent suffisante pour faire porter le diagnostic d'hydrocèle.

La ponction prouve qu'on n'est pas en présence d'une hydrocèle, elle amène peu de liquide ou quelques gouttes de sang mélangé ou non à des fragments de tissu sarcomateux. On est ainsi conduit à inciser. Dans la vaginale on trouve tantôt des tumeurs facilement énucléables, dont l'aspect donne le change avec celui de caillots sanguins décolorés et vascularisés comme pour un commencement d'organisation, tantôt du sang épanché à la suite d'une déchirure du tissu morbide et mélangé à des débris de ce tissu. La séreuse elle-même peut être simplement épaissie, rouge, violacée, facilement saignante, ou couvertes de fausses membranes, de masses bosselées.

Ces productions sont très malignes. Chaque fois qu'on a pu suivre les opérés, on a vu la rechute sur place se faire en quelques semaines, suivie bientôt de métastases. La mort est survenue après une période d'anorexie, d'amaigrissement et de fièvre hectique. Le pronostic est donc des plus sombres.

A l'autopsie, on a découvert des noyaux sarcomateux dans le cordon, le péritoine, le foie, la rate et même la peau.

A l'examen microscopique, ces tumeurs offrent la structure du sarcome avec ou sans tendance à la transformation en myxome.

Monod et Terrillon font observer à juste titre que la nature sarcomateuse des néoplasies intra-vaginales vient à l'appui de l'hypothèse qu'ils défendent et qui attribue au sarcome une origine endothéliale.

Les sarcomes de la vaginale peuvent être soupçonnés, mais leur diagnostic exact paraît bien difficile. Nous l'avons vu dans les cas rapportés plus haut, on avait songé soit à une tumeur maligne du testicule, soit à une hydrocèle ou plutôt une hématocèle.

Si l'on s'est arrêté à l'idée d'une tumeur maligne du testicule et que l'on ait décidé d'emblée de pratiquer la castration, tout est pour le mieux.

La ponction éloignera l'idée d'hydrocèle, mais il faudra extirper le sarcome tout de suite après l'avoir pratiquée, parce que cette manœuvre exploratrice déchire quelques capillaires et amène un accroissement rapide de la tumeur.

Mais, alors même que le diagnostic d'hématocèle aurait été porté, toujours l'affection présentera quelques particularités qui éveilleront l'attention du chirurgien et le mettront en défiance. Le mieux dans les cas douteux est d'inciser le scrotum et de reconnaître la nature de la lésion mise à découvert ; si on conserve des doutes il faut avoir recours au microscope.

Il faut opérer le plus tôt possible. Une extirpation complète à temps pourrait seule éviter les récidives et les métastases. Il ne saurait ici être question de l'énucléation simple de la tumeur qui ne met pas à l'abri du retour du mal. C'est à la castration largement pratiquée qu'il faut recourir. L'expérience a démontré que l'ablation de l'organe sous-jacent à la tumeur est un sacrifice nécessaire ; le mal, fût-il limité aux enveloppes, doit être extirpé largement, testicule, épididyme et cordon compris, jusqu'à l'orifice externe du canal inguinal.

Tout au plus serait-il permis de surseoir à l'opération jusqu'à ce que le microscope ait établi la véritable nature du mal.

En cas de récidive sans métastase, il faut opérer sur-le-champ.

CHAPITRE IV

Tumeurs mixtes.

Nous groupons ici les tumeurs de nature complexe, dans lesquelles se trouvent réunis plusieurs des tissus constitutifs des néoplasies précédentes.

Dans une première observation voici une association de fibrome, de lipome et de kystes.

Sur un cas de tumeur géante de la tunique vaginale, par M. KAREWSKI (*Semaine médicale*, 1894, pag. 314).

Je vous présente un homme de 57 ans, chez lequel j'ai extirpé un énorme néoplasme ayant pour point de départ la tunique vaginale du cordon spermatique et du testicule gauches.

Au dire du malade, la tumeur se serait montrée il y a quatre ans, mais il est fort probable que son origine est plus ancienne. Elle a progressivement augmenté de volume et a fini par atteindre des dimensions vraiment colossales. Elle descendait jusqu'au niveau des genoux et était si lourde que, pour pouvoir faire quelques pas, le malade était obligé de la tenir suspendue au moyen d'une alèze fixée autour du cou.

Lorsqu'il voulait s'asseoir, il devait préalablement déposer la tumeur à terre afin de ne pas être entraîné par son poids et glisser de la chaise. Dans le scrotum, énormément distendu, on percevait à droite et en haut le testicule sain ; à gauche, on sentait le cordon spermatique fortement épaissi qui se continuait directement dans la tumeur. Celle-ci était piriforme, de consistance dure, en général, mais molle en certains endroits. La peau qui la recouvrait était partout mobile. La verge était complètement rétractée dans le scrotum. Il était impossible de déterminer, par l'examen clinique, la vraie nature de la tumeur. Cependant, comme le malade présentait en même temps un bec-de-lièvre, et comme, d'autre part, son état général était bon, je crus pouvoir admettre l'existence d'un tératome testiculaire et je procédai à son extirpation.

Après avoir appliqué une ligature sur le cordon spermatique, je parvins à énucléer le néoplasme en me servant surtout d'instruments mousses. Tous les vaisseaux furent liés avant d'être sectionnés. De cette façon je pus extirper cette énorme tumeur presque sans perdre de sang. Un large bandeau de peau scrotale distendue dut être excisé. La plaie opératoire fut en partie tamponnée, en partie suturée. La guérison s'effectua sans complications. Les sutures purent être enlevées le huitième jour. Deux jours après, la cicatrisation était complète.

La tumeur, qui pesait 8,950 gram., était de nature complexe, à la fois fibromateuse, lipomateuse et kystique. Elle s'était développée dans la tunique vaginale du testicule et du cordon et avait englobé ces deux organes. Le cordon pouvait être suivi à l'intérieur du néoplasme sur une certaine étendue, aussi bien à partir du pôle supérieur de la tumeur qu'en partant de l'épididyme. La séreuse de la vaginale testiculaire ainsi que le testicule lui-même étaient conservés.

Comme vous pouvez le voir, l'opéré se trouve actuellement en bonne santé et présente un scrotum de conformation et de volume ordinaires.

Dans une seconde observation de M. Karewski, nous trouvons un mélange de lipome, de fibrome, de sarcome et de kystes.

Sur une tumeur de la tunique vaginale, par M. KAREWSKI
(*Semaine médicale*, 1895, pag. 544).

Il s'agit d'un homme de 57 ans, d'une bonne santé antérieure
et qui, depuis quatre ans, avait vu se développer dans le côté
gauche des bourses une tumeur qui s'était d'abord accrue très
lentement, puis avait acquis rapidement un volume colossal.
À l'examen du malade, M. Karewski constate que la tumeur,
piriforme, à grosse extrémité dirigée en bas, descend jusqu'à la
hauteur des genoux et remplit complètement le scrotum distendu,
aminci et sillonné de veines dilatées. De consistance inégale, elle
paraît formée de parties solides et de parties liquides. La verge
est complétement enfouie dans le scrotum et l'urine s'écoule
par une fente longitudinale des téguments. L'état général est
resté très satisfaisant. La tumeur gêne seulement par son poids
et son volume.

Le malade, pour pouvoir marcher, est obligé de la maintenir,
soulevée au moyen de bretelles adaptées à un vaste suspensoir.
L'extirpation de la tumeur, pratiquée après ligature du cordon,
ne présenta aucune difficulté. Au bout d'une dizaine de jours, la
plaie était presque entièrement cicatrisée.

La tumeur, du poids de 8,900 gram., a une capsule fibreuse
constituée par la tunique vaginale. Son aspect est celui d'un gros
myome utérin. Sur une coupe médiane, on constate que la tumeur
entoure le testicule de toutes parts, sauf au niveau de sa face
antérieure. Elle est constituée par une couche extérieure épaissie,
grossièrement lobée et ayant la structure du lipome, et par une
masse centrale plus dure, fibromateuse ; toutefois l'examen
microscopique démontre que cette masse n'a la structure du
fibrome qu'à la périphérie ; à mesure que l'on se rapproche du
centre, elle prend une consistance plus molle, pour se transformer finalement en sarcome à cellules fusiformes. Tout au centre

se trouvent des cavités irrégulières remplies de masses ramollies du néoplasme. Entre les diverses couches de ce dernier on voit des kystes à parois minces, renfermant un liquide séreux. Le testicule est relativement libre dans sa tunique vaginale propre, dont la couche interne séreuse est restée normale, tandis que la couche externe ne peut être séparée du néoplasme ; de même que l'épididyme, le testicule n'offre d'ailleurs aucune altération. On est donc en droit d'affirmer que la tumeur a eu comme point de départ la couche externe fibreuse de la tunique vaginale.

Nous remarquons dans l'évolution de cette tumeur deux périodes, une première pendant laquelle son accroissement est très lent, une seconde où rapidement son volume devient colossal. Que signifie cette marche inégale du mal ? Au début, il s'agissait sans doute d'un fibrome pur, plus tard ce dernier a subi une dégénérescence sarcomateuse, et alors la tumeur s'est rapidement accrue. Nous avons là un exemple remarquable des dégénérescences qui peuvent frapper les tumeurs fibreuses. La possibilité de leur transformation en sarcome est aujourd'hui admise. Comme le fait observer M. Delbet, « les sarcomes et les fibromes appartiennent à la même série. Tous deux sont des néoplasmes conjonctifs, l'un, le sarcome, formé de tissu conjonctif embryonnaire, l'autre, le fibrome, constitué par du tissu conjonctif adulte. Entre ces deux types extrêmes, il existe toute une série d'intermédiaires. Et même dans les fibromes les plus franchement adultes on trouve toujours, au voisinage des vaisseaux principalement, des îlots embryonnaires, qui sont des foyers d'accroissement. Si on étudiait isolément ces îlots, il serait absolument impossible de dire s'ils évolueront dans le sens fibreux ou dans le sens sarcomateux. On pourrait considérer les fibromes comme étant dans une sorte d'équilibre instable. Que la force évolutive mystérieuse qui réside en ces noyaux se modifie faiblement, l'équilibre sera rompu et le fibrome deviendra un sarcome ».

Dans le cas de Jobert, que Park assimilait au sien, la tumeur est composée de lipomet de fibrome dégénéré par places.

Sur une tumeur du scrotum ; par M. Jobert (de Lamballe). (*Comptes rendus et mémoires de la Société de biologie*, Paris, 1850, 1re série, tom. II, pag. 78).

Cette tumeur, que M. Rozé présente à la Société de la part de M. Jobert, s'est développée dans le scrotum gauche d'un homme âgé de 68 ans, fortement constitué et jouissant habituellement d'une santé parfaite. Il y a 20 ans qu'elle a été aperçue à la partie inférieure du scrotum. Peu à peu, elle a augmenté de volume, en gagnant la partie supérieure et chassant au-dessus d'elle le testicule et l'épididyme, qui sont l'un et l'autre restés tout à fait indépendants, et ont conservé leur état de santé. Jamais cette tumeur n'a déterminé aucun accident, si ce n'est dans ces derniers temps, où, par son volume égal à peu près à la tête d'un adulte et surtout par son énorme poids, elle occasionnait des tiraillements tels, que la marche était devenue tout à fait impossible. Ce fut alors que M. Jobert se décida à l'enlever, mais auparavant il se demanda s'il conserverait le testicule, dont il avait parfaitement reconnu la présence à la partie supérieure de la tumeur. Cette question, selon lui, ne pouvait offrir le plus léger doute, attendu que : 1° l'âge du malade le rendait à peu près inutile ; 2° il était probablement enclavé dans l'intérieur de la tumeur elle-même et ne pouvait en être retiré que par une dissection longue et minutieuse, et par conséquent très douloureuse; 3° enfin, en respectant l'organe lui-même, il était difficile de respecter aussi bien ses enveloppes, la tunique vaginale en particulier ; dès lors on devait craindre l'inflammation de cette dernière, et cette inflammation probable a paru à M. Jobert mériter une sérieuse considération, surtout en réfléchissant qu'elle s'ajouterait à l'inflammation traumatique, qui allait être le résul-

tat d'une plaie aussi étendue. Après tous ces préliminaires,
M. Jobert enleva la tumeur par son procédé opératoire, qu'il
désigne sous le nom de procédé en coquille, parce qu'en effet,
après l'opération, il ne reste plus que deux valves qui s'appliquent
l'une sur l'autre, à la manière des coquilles d'huître, et qui permettent le facile écoulement des liquides en évitant qu'ils ne
soient retenus dans l'intérieur d'une poche.

L'examen anatomique de la tumeur prouve qu'elle était formée
de deux parties bien distinctes, une supérieure graisseuse, lipomateuse ; une seconde plus dure, comme fibreuse, que M. Jobert
présume être du tissu fibro-plastique. Cette dernière était elle-
même formée de plusieurs éléments. On reconnaissait en effet
facilement un élément fibreux. Ces fibres, très serrées dans
certains endroits, donnent au tissu l'aspect nacré. La majeure
partie de la tumeur était composée d'une substance gélatiniforme, assez dense, ne se laissant écraser qu'avec difficulté.
C'est au milieu de cette matière gélatiniforme que l'on remarquait de petits points blancs, comme tuberculeux. Enfin, dans
d'autres points, on observait des épanchements sanguins assez
semblables à ceux qu'on remarque dans les tumeurs encépha-
loïdes.

Le testicule et l'épididyme étaient en effet placés à la partie
supérieure de la tumeur, et avaient conservé leur état normal.
Quant à la peau, elle est saine et n'a contracté aucune adhérence avec la tumeur.

Il n'est pas noté ici, comme dans le second cas de M. Karewski,
que la marche de la tumeur ait été inégale, le développement a
toujours été lent. Aussi pensons-nous que la tumeur était atteinte
seulement de dégénérescence muqueuse bénigne. Il ne nous
semble pas possible d'affirmer que cette production ait pris
naissance dans la tunique vaginale, mais étant donné son volume
on peut penser qu'elle avait au moins des adhérences avec la
séreuse.

Il est une observation que nous n'avons pas pu nous procurer et que nous classerons dans les tumeurs mixtes, en voici le titre :

Fibro-sarcome de la vaginale et du testicule gauches, à la suite d'une ancienne hématocèle ; opération, extirpation de la tumeur, guérison, par le Dr CECI (*Giornale di clinica e terapeutica Messina*, 1883, tom. II, pag. 441).

Il nous paraît admissible que l'hématocèle ait créé un point faible favorable au développement d'un néoplasme.

En résumé. — Ces tumeurs se sont développées aux environs de 50 ans, et leur accroissement a été très lent tant qu'elles n'ont pas subi de dégénérescence sarcomateuse. Énormes et très lourdes, elles gênent beaucoup et occasionnent des tiraillements. La marche n'est possible que si on les soutient à l'aide d'un appareil. Elles sont piriformes, leur consistance est dure dans les parties fibreuses et molle dans les parties graisseuses. La peau du scrotum est mobile et sans adhérences, saine tant que la tumeur croît lentement, amincie et sillonnée de grosses veines quand l'augmentation de volume devient rapide. La verge est rétractée dans le scrotum. Le testicule et l'épididyme sont intacts, sauf dans le cas de Ceci ; le cordon est épaissi à cause de la résistance qu'il est obligé d'opposer au poids du néoplasme.

Les deux tumeurs de Karewski se sont développées aux dépens de la couche fibreuse de la vaginale ; dans un cas il est noté qu'une capsule fibreuse formée par la vaginale enveloppait la tumeur.

Nous avons vu ce qu'il faut penser de la dégénérescence sarcomateuse de ces productions, la dégénérescence kystique peut avoir pour origine la transformation granulo-graisseuse de leurs éléments, elle peut succéder aussi à des ruptures vasculaires.

En présence de tumeurs des bourses si volumineuses, on pensera toujours qu'elles adhèrent à la vaginale, mais on ne pourra souvent affirmer leur point de départ qu'après leur ablation.

Leur pronostic est grave par ce fait qu'elles peuvent dégénérer en sarcome. Il faut les extirper, en respectant autant que possible le testicule si on n'a pas affaire à du sarcome. Dans ce dernier cas, la castration s'impose. Il faudra se préoccuper de ne pas perdre trop de sang pendant l'opération ; à l'exemple de M. Karewski, il serait bon de se servir d'instruments mousses pour l'énucléation et de lier les vaisseaux avant de les couper. En cas de récidive, opérer de suite, de crainte que le mal ne reparaisse sous forme de sarcome.

CHAPITRE V

Épithélioma.

Nous connaissons un seul cas d'épithélioma de la tunique vaginale, il fait l'objet de la thèse de Nicolopoulo. Nous n'avons pas été plus heureux que ce dernier dans nos recherches bibliographiques pour en découvrir d'autres exemples.

Épithélioma primitif de la tunique vaginale (Service du Dr RECLUS. Observation recueillie par M. CANGE, interne du service). Constantin Nicolopoulo, thèse de Paris, 1895.

Cos... Augustin, âgé de 65 ans, coupeur en chaussures, entré le 24 mai 1895, salle Broca, lit n° 1.

Le malade vient réclamer des soins pour une tumeur des bourses, du côté gauche, ayant tous les caractères d'une hydrocèle. L'hydrocèle est du volume d'un gros citron ; elle est régulière, présente la disposition dite en calebasse, donne à la palpation une sensation de résistance et de fluctuation des plus manifestes. Elle est absolument indolore ; à sa partie postérieure et interne cependant, une sensation douloureuse, réveillée par la pression, décèle la présence du testicule en ce point.

La transparence existe très nette à la partie antérieure et à la partie moyenne de la tumeur, mais manque complètement à la partie postérieure.

L'examen du cordon, de la prostate et des vésicules séminales est négatif ; pas de ganglions inguinaux tuméfiés ou douloureux ;

Les poumons sont sains.

L'état général est bon, pas d'amaigrissement. L'interrogatoire nous fait obtenir les renseignements suivants : c'est à la fin du mois de janvier 1895, le malade a fait une chute sur l'épaule gauche. A peu près à la même époque, sans que le coup ait porté sur les bourses, la partie gauche a commencé à grossir ; elle a grossi progressivement pour atteindre en définitive le volume actuel : au début, le malade a éprouvé des douleurs assez vives dans la région inguinale droite.

Dans les antécédents héréditaires du malade, nous notons un père alcoolique, mort à l'asile d'aliénés de Vaucluse, une mère, un frère et une sœur morts phtisiques. Lui-même a toujours joui d'une bonne santé ; il est atteint d'une hernie inguinale droite avec ectopie testiculaire inguinale du même côté ; cette affection l'a fait réformer au conseil de révision. Il a été déjà soigné à la Pitié, en 1892, pour une adénite axillaire suppurée, consécutive à une plaie du doigt.

Pas de syphilis, pas d'orchite, pas de blennorrhagie antérieure.

On porte le diagnostic d'hydrocèle, et on propose la cure radicale, qui est acceptée par le malade.

Opération le 28 mai 1895. Anesthésie cocaïnique. L'incision du scrotum est absolument indolente et conduit sur la vaginale, qui est disséquée sur une grande partie de sa face antérieure, puis ponctionnée : il en sort environ 150 gram, d'un liquide citrin : on agrandit l'incision et on découvre la cavité de la vaginale.

Les deux feuillets de la séreuse sont recouverts de végétations légèrement rosées, d'aspect framboisé, dures, sessiles, de volume variant entre une grosse tête d'épingle et un pois, irrégulièrement distribuées à sa surface, plus particulièrement accumulées cependant en bas et en dehors de la cavité.

En présence de ces lésions, on pratique immédiatement la castration. Les suites opératoires ont été des plus simples ; le pansement et les fils ont été enlevés au huitième jour.

L'examen anatomo-pathologique de la pièce a été fait par M. le Dr Pilliet. Nous reproduisons la note que M. Pilliet a rédigée lui-même à ce sujet :

a.—*Coupes au niveau de l'épididyme.* — L'épididyme est couvert de bourgeons blancs et durs, dans l'intervalle desquels la séreuse est épaissie et présente un revêtement de cellules prismatiques, élargies à leur extrémité libre, à noyaux sphériques, volumineuses, multinucléées, au lieu de l'endothélium plat normal. Au voisinage immédiat des bourgeons, ces éléments reposent sur plusieurs assises de cellules polygonales tassées ; et le tout ne forme pas une nappe uniforme, mais un plan irrégulier, l'épithélium étant soulevé par des saillies conjonctivo-vasculaires à forme de papilles ébauchées. Les bourgeons eux-mêmes sont constitués par des papilles plus volumineuses, mais dans lesquelles l'épithélium superficiel s'est invaginé et a proliféré, souvent en plusieurs points à la fois, de la périphérie du bourgeon.

Prenons un de ces points isolés, il constitue un follicule néoplasique dont le centre correspond à l'axe de l'invagination épithéliale, axe d'où partent une série de travées formées de cellules volumineuses développées. Un certain nombre de ces tubes, à la périphérie du follicule, se creusent et deviennent de petits kystes tapissés de cellules prismatiques. Sur les plus volumineux de ces follicules, le centre se modifie et se sclérose, alors que la périphérie continue à végéter, suivant le processus connu des épithéliomas glandulaires.

Sous la séreuse ainsi envahie, on retrouve les tubes de l'épididyme intacts, avec leurs cellules ciliées en place.

b. — *Coupes au niveau du testicule.*

Elles ont été pratiquées en deux points différents et ont donné les mêmes résultats.

Les bourgeons de la séreuse gagnant dans son épaisseur y forment des kystes étalés entre les feuillets conjonctifs, larges et plats par conséquent, tapissés de cellules prismatiques et contenant un liquide clair. Sur d'autres points, c'est la forme papillaire qui domine, et les bourgeons de la vaginale sont formés de végétations épithélioïdes groupées sur des pédicules vasculaires très grêles. Le testicule sous-jacent est partout scléreux ; beaucoup de tubes séminifères présentent de l'atrophie de leurs éléments avec épaississement correspondant de leur gaîne lamelleuse. Les cellules interstitielles forment partout dans la glande des îlots très développés.

c. — *Coupes au niveau du cordon.*

La séreuse seule est prise et couverte de fins bourgeons. Les éléments du cordon sont intacts.

d. — *Coupes de la vaginale seule.*

Ces coupes ont porté sur un des bourgeons les plus volumineux. Il est composé par une petite quantité de follicules néoplasiques dont beaucoup sont nécrosés à leur centre.

En résumé :

Nous constatons que le point de départ du néoplasme est l'endothélium de la séreuse, proliféré et transformé.

Il donne naissance en même temps à des invaginations profondes aboutissant à des kystes et à des saillies papillaires, fait qui se retrouve dans un certain nombre de tumeurs de la surface de l'ovaire (papillomes, etc...) C'est, par définition, une forme de l'épithélioma des séreuses, créée par Ch. Robin et qui comprend une série d'espèces dans laquelle le papillome superficiel de l'ovaire pourrait aussi trouver sa place. P.

On a observé, en effet, des épithéliomas sur d'autres séreuses Lebert, Cruveilhier, Potain, Bouchard, Hayem, Lacrousille, ont rapporté des exemples d'épithélioma de l'arachnoïde.

Ch. Robin a montré que ces tumeurs peuvent se développer aux dépens de toutes les séreuses, il en a recueilli deux dans le péritoine.

Nous lisons dans le *Dictionnaire de médecine* de Littré et Robin, 1885 (article séreux) : « Les séreuses sont, par suite de la présence de leur épithélium, sujettes aussi à l'épithélioma. Les cellules offrent le même mode d'altération (excavations, corps granuleux, globes épidermiques nombreux) que dans les autres régions, mais avec des singularités curieuses tenant surtout à leur minceur, à leur transparence, etc. »

Telle est la classe des épithéliomas des séreuses dans laquelle rentre l'épithélioma de la vaginale.

A l'ouverture de la vaginale, il s'en échappa à peu près 150 gram. d'un liquide citrin. Une incision plus large permit de voir la face interne de la séreuse recouverte de végétations rosées, d'aspect framboisé, du volume d'une tête d'épingle à celui d'un petit pois. Elles étaient sessiles ou à large pédicule. La séreuse était épaissie dans l'intervalle des végétations.

Or toutes les tumeurs épithéliales des séreuses, du péritoine en particulier, présentent le même aspect : nodosités disséminées ou groupées, lenticulaires ou marronnées, varioliformes (Lancereaux), sessiles ou pédiculées, de la grosseur d'une tête d'épingle à celle d'un petit pois et même d'un œuf, avec épaississement de la séreuse. En général, on trouve du liquide clair, quelquefois hématique dans la cavité séreuse malade.

Les invaginations épithéliales avec tendance aux formations kystiques, observées par M. Pilliet, sont les analogues des invaginations épithéliales avec apparition de globes épidermiques décrites par Ch. Robin. Ce sont là deux manifestations d'un

même processus, deux espèces d'un genre unique, l'épithélioma.

M. Pilliet fait rentrer dans la même classe des épithéliomas
des séreuses certaines tumeurs de la surface de l'ovaire. Ces
tumeurs affectent la forme papillaire, pénétrées de tubes tapissés
d'épithélium cylindrique, renflés à leur extrémité, simples ou
ramifiés. Ces mêmes tubes s'observent en dehors des végétations
et s'enfoncent dans les couches sous-jacentes à la séreuse, à la
manière des glandes de Lieberkuhn dans les parois intestinales.
La première disposition des tubes épithéliaux a fait improprement
donner à ces néoplasmes le nom de papillomes, la seconde la
dénomination d'adénomes, adénome cylindrique des Allemands.

Les papillomes et les adénomes peuvent se rencontrer dans
toutes les autres tumeurs de l'ovaire, mais c'est surtout dans les
cysto-épithéliomes qu'on les rencontre, soit à la surface interne,
soit à la surface externe de leur paroi. Dans l'intervalle de production épithéliale de la surface de l'ovaire, on ne voit plus l'épithélium plat du péritoine mais un épithélium cubique, un épithélium altéré.

Le rapprochement s'impose entre la structure de ces néoplasmes et celle de l'épithélioma de la vaginale et des séreuses.

. Leur aspect macroscopique offre les mêmes analogies. En effet,
ces végétations de la surface de l'ovaire sont plus ou moins fran-
gées, de coloration blanchâtre et peu vasculaires, donnant à la
surface externe des kystes un aspect chagriné villeux ; elles coïn-
cident souvent avec de l'ascite. Celles qui tapissent la surface
interne des kystes présentent le même aspect mamelonné, papillaire, en choux-fleurs.

Malassez et de Synéty admettent avec Waldeyer que le point
de départ des formations papillaires et des kystes de l'ovaire est
une perturbation dans le travail d'invagination de l'épithélium
germinatif de la surface de l'ovaire. Les kystes de l'ovaire ne
seraient que des cysto-épithéliomes. « Dans les cas de kystes, la

néo-germination épithéliale, au lieu de constituer les tubes de Pflüger, puis les follicules primordiaux, enfin en dernier lieu les follicules de Graaf, cette formation, disons-nous, se serait engagée dans une direction moins spéciale et moins élevée et n'aurait abouti qu'au type d'épithélium de revêtement, donnant naissance à des tubes, à des cavités sphériques n'ayant qu'une bien vague ressemblance avec les tubes de Pflüger et les follicules ». (De Synéty, *traité de gynécologie*, page 712).

Nicolopoulo attribue à l'épithélioma de la vaginale la même origine aux dépens de l'épithélium germinatif. En effet, la séreuse qui recouvre le testicule, comme celle qui recouvre l'ovaire, est l'ancien épithélium germinatif dont ils sont issus et qu'ils ont entraîné avec eux dans leur descente. De cette séreuse sont nés pendant la vie embryonnaire les tubes épithéliaux, tubes de Pflüger mâles qui sont devenus les ampoules spermatiques et les canalicules séminifères. Cet épithélium germinatif manifestant anormalement chez l'adulte sa propriété de produire des tubes épithéliaux a donné naissance à l'épithélioma de la vaginale.

On a vu des kystes de l'ovaire se développer chez des sexagénaires ; poursuivant la comparaison, nous ne serons pas étonnés de voir l'épithélioma de la vaginale chez un homme de 65 ans. L'état général du malade était bon. L'épithélioma s'était développé à gauche et du côté droit, le testicule était en ectopie inguinale. Cette persistance d'un état embryonnaire expliquerait peut-être une prédisposition aux anomalies dans le développement comme dans la migration des glandes séminales.

Les symptômes locaux étaient ceux de l'hydrocèle chronique : téguments sains ; tumeur régulière, à surface lisse, dont la forme reproduisait celle de la cavité vaginale. Si les végétations qui tapissaient la séreuse avaient présenté un volume un peu considérable, on aurait peut-être senti des noyaux durs au milieu de parties fluctuantes. Un liquide citrin remplissait la vaginale

qui était transparente. L'épanchement intra-péritonéal, produit
par les tumeurs analogues de l'ovaire, est aussi presque toujours
composé de liquide séreux plus ou moins coloré en jaune. On
conçoit qu'au niveau de végétations volumineuses une tumeur de
même nature que celle de M. Reclus pût être opaque. Le malade
n'était gêné que par le volume de l'hydrocèle. Les lésions étaient
limitées à la vaginale ; on n'a noté aucune altération semblable
des autres systèmes organiques.

L'intégrité de l'état général et du système ganglionnaire, la
marche de la tumeur, feraient porter ici un pronostic bénin.
Mais ce que nous savons des complications des kystes de l'ovaire
nous oblige, à cause des analogies, à faire des réserves. Ces
kystes, on le sait, peuvent devenir carcinomateux et produire des
métastases.

L'épithélioma de la vaginale passera souvent inaperçu si l'on
se contente de ponctionner l'hydrocèle. Les néo-membranes, les
plaques et les tractus fibreux, les petits noyaux cartilagineux
durs et résistants, que présente quelquefois la vaginale hydropi-
que, font que les bosselures et les opacités limitées de l'hydrocèle
ne permettent pas le diagnostic ferme d'épithélioma. Mais, en
présence de ces signes, il ne faudra pas se contenter de ponctionner, il sera prudent d'inciser la vaginale, et l'aspect de la séreuse,
parsemée de bourgeons rosés, framboisés, durs, permettra le
diagnostic.

Si l'on avait des doutes, il faudrait s'aider du microscope.

Du moment que le cancer est rendu possible par la nature de
l'affection, il ne faut pas compter sur la guérison spontanée ni
sur le *statu quo*, il faut opérer. On ne se contentera pas de décor-
tiquer la vaginale, la castration s'impose.

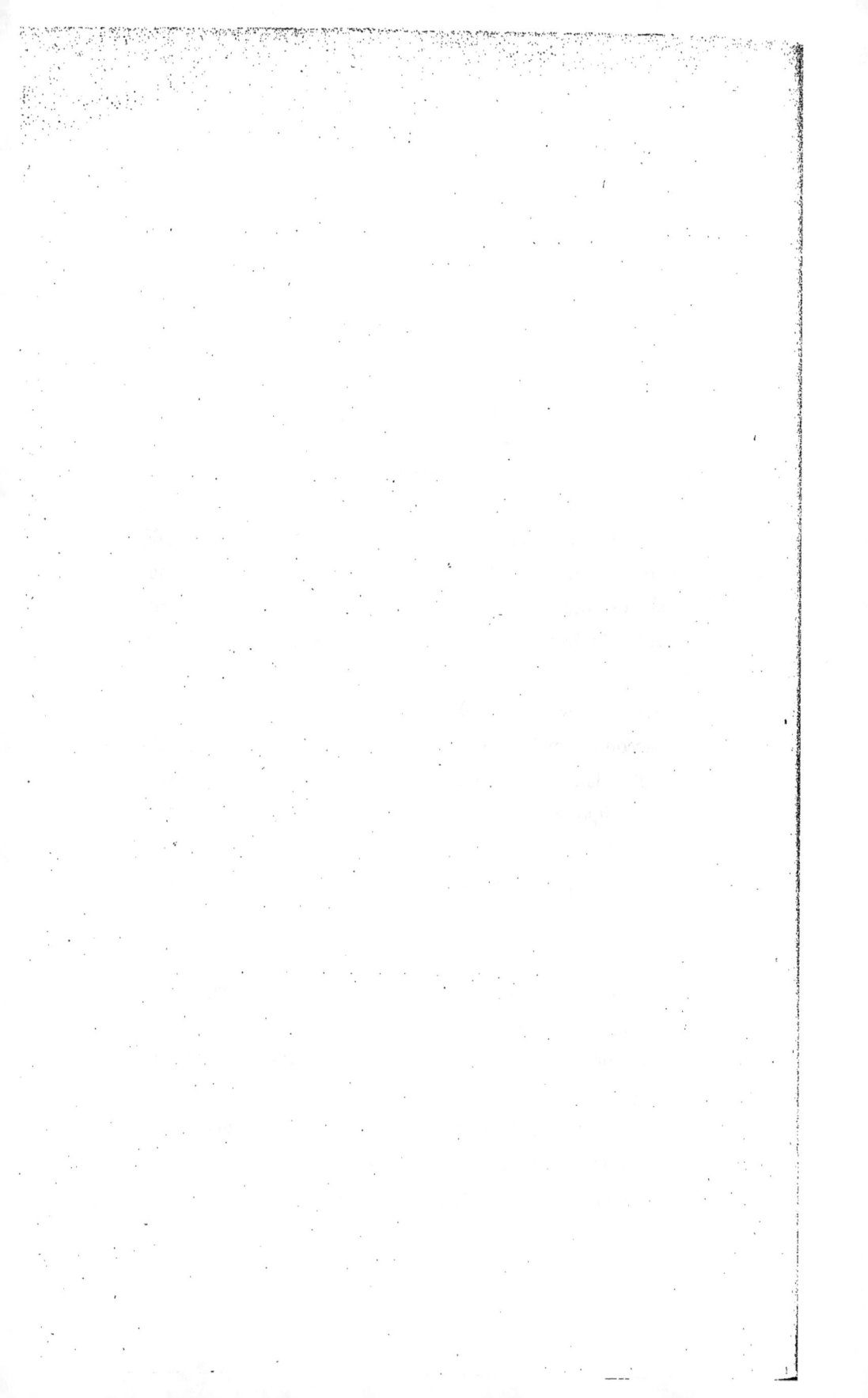

CONCLUSIONS

Les faits que nous avons rapportés prouvent que la vaginale peut donner naissance à des tumeurs, les unes bénignes (lipome, fibrome), les autres malignes (sarcome, épithéliome). Les tissus constitutifs de ces tumeurs peuvent s'associer et former des tumeurs mixtes (lipome + fibrome + kystes ou lipome + fibrome + sarcome + kystes).

Les sarcomes, mais surtout les fibromes primitifs de la vaginale, sont relativement nombreux ; nous avons trouvé un seul exemple de lipome authentique et un seul cas d'épithéliome de cette séreuse.

Ces tumeurs, par leurs caractères et leur constitution histologique, se rapprochent des tumeurs analogues développées en d'autres régions. L'épithéliome, en particulier, est une forme de l'épithéliome des séreuses et prend place à côté des papillomes superficiels de l'ovaire.

Etant donné leur rareté, les tumeurs de la vaginale sont peu diagnostiquées ; souvent on ne reconnaît leur nature et leurs rapports qu'après leur ablation, pièces en main. Quelquefois, cependant, leur diagnostic exact est possible.

Dans les cas douteux, une opération exploratrice est motivée,

7

parce qu'il y a tout intérêt à ne pas ajourner l'extirpation de ces néoplasies. En effet, lorsqu'elles sont malignes, elles mettent la vie du malade en danger, et lorsqu'elles sont bénignes, leur ablation précoce, avant que des connexions intimes se soient établies entre elles et les organes génitaux, pourra seule permettre d'enlever tout le mal sans castration.

INDEX BIBLIOGRAPHIQUE

AUDRY (CH.). — Fibrome énorme de la queue de l'épididyme droit (Gazette médicale des Hôpitaux, 1887, pag. 479).

ADLER. — De l'évolution de certaines tumeurs du testicule (Semaine médicale, 1894, pag. 315).

BAIZEAU. — Fibrome de la tunique vaginale (Union médicale, 1861, tom. III, pag. 451).

CURLING. — Traité des maladies du testicule (Traduction française, pag. 406 et 604).

CAUCHOIS. — Sarcome névroglique du testicule et de la tunique vaginale (Bulletins de la Société anatomique de Paris, XLVII année, 1872, 2ᵉ série, tome XVII, pag. 289).

CECI. — Fibro-sarcome de la tunique vaginale et du testicule gauche, à la suite d'une ancienne hématocèle ; opération, extirpation de la tumeur, guérison (Giornale di clinica e terapeutica, Messina, 1883, tom. II, pag. 441).

CRAVEN. — Medical times and gazette. Londres, 1859, 17 septembre.

CRUVEILHIER. — Atlas d'anatomie pathologique, 1870.

COYNE. — Traité élémentaire d'anatomie pathologique, 1893.

CORNIL et RANVIER. — Traité d'histologie pathologique.

DÉGUISE. — Énorme lipome développé dans le scrotum (Bulletin de la Société de Chirurgie, 1858-59, 1ʳᵉ série, tom. IX, pag. 529).

DUDON (E.) — Cancer de la tunique vaginale (Bordeaux médical, 1873, pag. 259).

FOURNAISE. — Etude sur les affections dites cancéreuses du péritoine. Thèse de Paris, 1872.

Hòlmes. — Fibrous tumour of the scrotum (Transactions of the pathology. Society of London, Londres, 1869, tom. XX, pag. 246 ; et A treatise on surgery, 1888, pag. 862).

Heath (Chr.). — Fibrous tumour of the scrotum involving the left testicle (Transactions of the pathology. Society of London, Londres, 1865, tom. XVI, pag. 183).

Jobert (de Lamballe).— Sur une tumeur du scrotum (Comptes rendus et mémoires de la Société de biologie, Paris, 1850, 1re série, tom. II, pag. 78).

Klebs. — Handbuch der pathologischen anatomie (Berlin, 1876, tom. II, pag. 107).

Karewski. — Sur un cas de tumeur géante de la tunique vaginale Semaine médicale, 1894 (pag. 314).

— Contribution à l'étude des tumeurs de la tunique vaginale (Semaine médicale, 1895, pag. 544 ; et Archiv. für Klinische Chirurgie, XLIX, 3).

Littré et Robin. — Dictionnaire des sciences médicales (art. Séreux et art. Ovaire).

Lancereaux. — Atlas d'anatomie pathologique, 1870.

Monod et Terrillon. — Maladies du testicule et de ses enveloppes, 1889, pag. 699.

Nicolopoulo. — Sur un cas d'épithélioma primitif de la séreuse vaginale. Thèse de Paris, 1895.

Poisson (V.)—Hydrocèle spermatique ; tumeur fibreuse de la tunique vaginale ; kyste spermatique de la tête de l'épididyme ; ablation. Guérison. Thèse de Paris, 1858.

— Tumeur fibreuse pérididymaire ; ablation. Guérison. Idem.

Rosswell (Park). — Lipoma testis, or a large accumulation of fat in the tunica vaginalis (Annals of Surgery, Saint-Louis 1886, tom. III, pag. 365).

Reverdin (A.) et Mayor (A). Sarcome de la tunique vaginale chez un enfant (Revue médicale de la Suisse romande, Genève, 1886, tom. VI, pag. 205).

Reclus (Paul). — Traité de chirurgie, 1892.

Robin (Ch.) Sur l'épithélioma des séreuses (Journal de l'anatomie et de la physiologie, 1869).

Ricard et Bousquet. — Traité de pathologie externe, 1893.

Schwartz. — Maladie du testicule et de ses enveloppes (Encyclopédie internationale de chirurgie, 1888, tom. VII, pag. 436.)

Société anatomique. — Articles : Testicule et tunique vaginale.

Ziegler. — Anatomie pathologique, 1889.

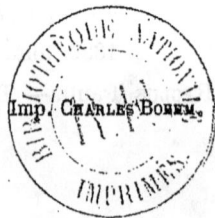

Montp. — Imp. Charles Boehm.

www.ingramcontent.com/pod-product-compliance
Lightning Source LLC
Chambersburg PA
CBHW071106210326
41519CB00020B/6191